大展好書 好書大展

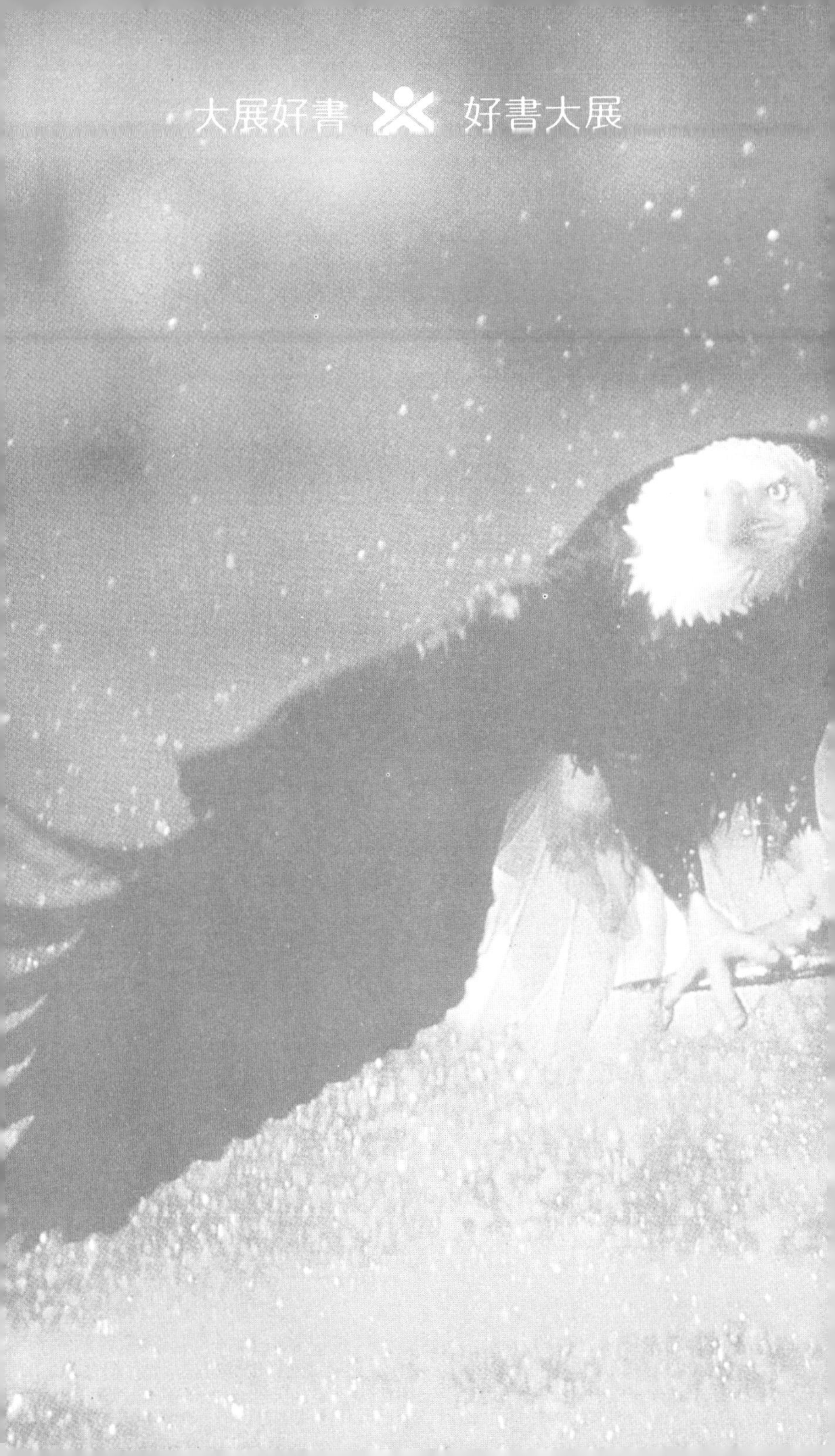
大展好書 好書大展

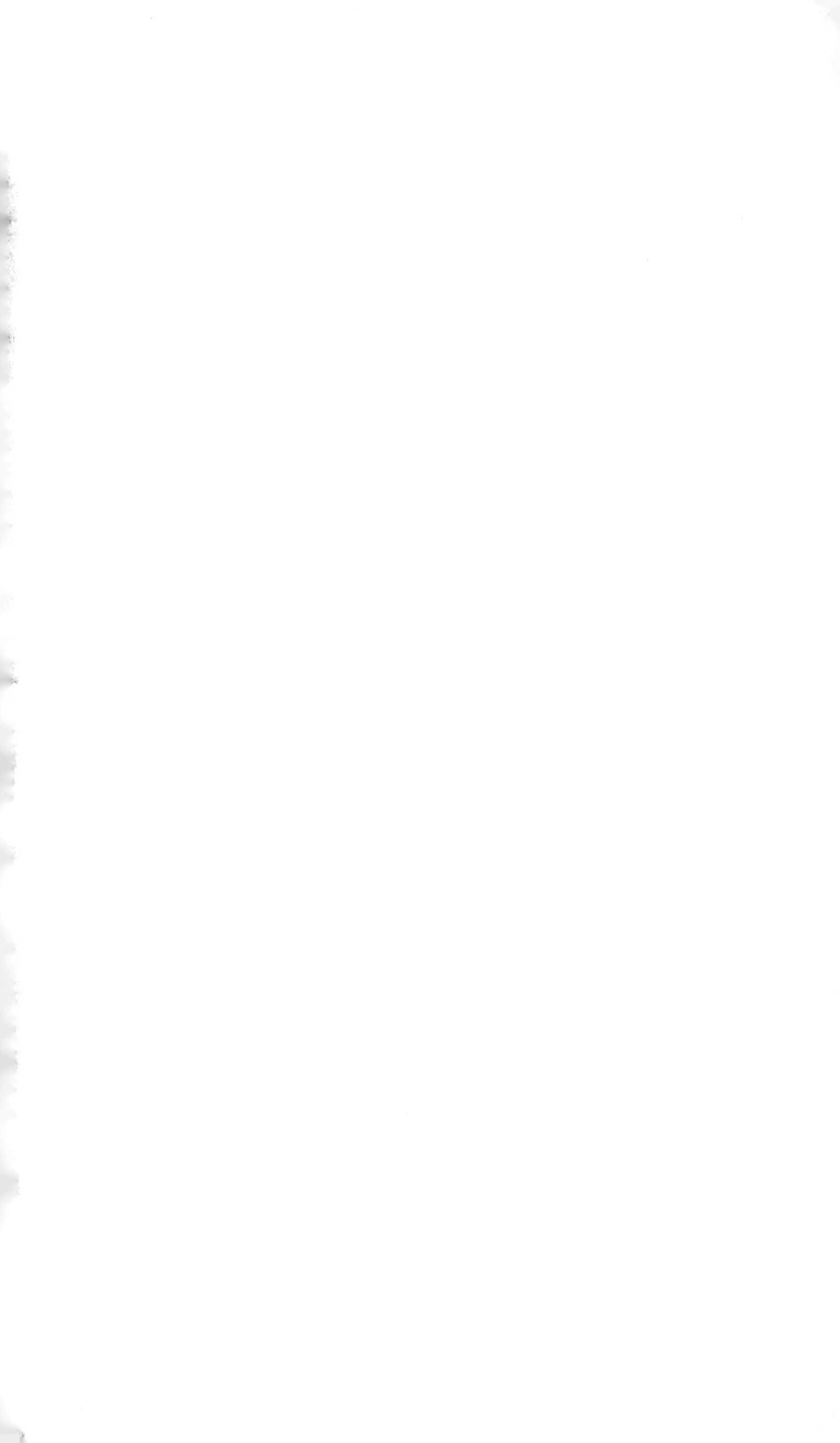

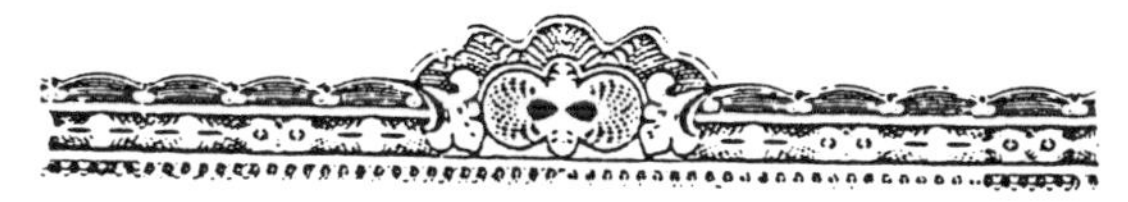

# 醫藥與生活

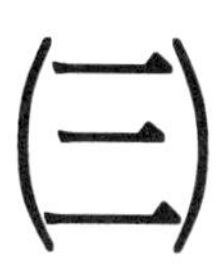


鄭炳全／著

# 序——側寫葫蘆週記的鄭炳全藥師

郭永賢

上週六有事就教於鄭博士，特別驅車北上，也是首次見到這位社區聞人。住北美洲或最近來自台灣的人，多少聽到過鄭博士的大名，尤其是居住在南加州地區的人，常常可以讀到他多年來以談藥學及生活的葫蘆週記。他更是在洛杉磯地區帶大家到野外辨識藥草的班長。各位不要小看每週一篇的專欄短文，胸中若是沒有數十萬甲兵，或沒有數十年筆耕的功夫，是無法寫出內涵豐富、平易近人而又洗鍊的文章。

我說他是現代的李時珍，不為過譽。以一位現代受過完整藥用植物學、本草學、生藥學、生藥化學、臨床藥學等的訓練，外加編寫、著作、講授及將近二十年開設藥局的寶貴經驗，可謂閱歷甚豐。又因勤寫專欄之故，更得不斷自勵進修，惠己惠人。各位上藥局買藥時，可有幸受益於這種親自站在第一線上的老板嗎？

緊鄰藥局後面就是他的辦公室，如果以小型圖書館來形容更為恰當。書架上擠滿了文藝、美術、社會、文化、歷史、語言、傳記、宗教等各方面的書，一時令人目不暇給。可想見書城主人智珠在握，坐擁書城，執筆煉丹之藥。藥局裡另掛了幾副別具神韻的繪畫（他早期也作畫自娛）。其中最令人惱心不已的是藥局洗手間門上祇掛了一幅小小的抽象畫，一時讓我以為錯訪。

醫藥緊跟著人們的生活，鄭藥師的著作『醫藥與生活』娓娓闡述在美的種種生活與和我們息息相關的醫藥。他另外一本著作『實用天然藥物』，更是日常不可或缺的指南。以一位這麼專業的背景來寫這一類的書，是最適切不過的。借用鄭藥師的話「藥無貴賤，更無中西之分，多一分瞭解總是好的。」

在談到「什麼人需要吃補藥」的一文中，我喜歡作者別有見地的指出「像每天吃滿漢全席的皇帝，青菜豆腐就是他的補藥。……頭子們，……暴發戶……這些人的補藥就是走路、什麼秘方，真的有也應該公諸於世，接受更多的挑戰，尤其是醫藥方面。」健康食品的意義一文中「我認為健康食品應來自廚房，從三餐做起，而不是跟著流行去買精製的健康食品。」書中處處可見作者獨樹一格的雋言智語。

最後，在我告別時他將以上的三本著作，託我贈給台灣中心的圖書館。在回聖地牙哥的路上，我不自覺想起一句台灣老話「有人提燈照路，無人提燈照肚」，細看他的書，彷彿看到一位琴心劍膽的藥師，提著一葫蘆的光，照著兩處，堅定而踽踽的走著，走著。

# 目錄



## 第一篇　醫藥篇

## 第二篇　生活篇

# 第一篇　醫藥篇

# 人體必需的礦物質

人體所含的礦物質，其種類與比率約略與海水的組成相當，因此有些營養學家認為粗鹽比精製鹽有營養，礦泉水和自來水比再過濾或處理過的飲水更有益健康。現代人飲食過份精緻，因此經常缺乏重要的礦物質，尤其是鐵質與鈣質。不喜愛吃青菜、水果、堅果、豆類的人更易缺乏各種維他命和礦物質。現在依次簡單介紹人體必需的礦物質。

## 一、鐵

鐵是紅血球中血紅素的重要成分，人體藉紅血球來輸送氧氣到每一個細胞，人體可以利用的只是二價鐵，也就是尚未被氧化的鐵，如果缺少鐵，就會貧血、臉色蒼白、頭暈易疲倦、易發怒、月經不順、不易成長或懷胎、嘴唇及舌尖乾裂、吞嚥困難、沒體力等症狀。

每日需要量十mg，五十歲以下婦女需十八mg，懷孕婦女則需五十至八十mg。最普通的鐵劑是硫酸亞鐵 Ferrous Sulfate，對胃有刺激，較不易吸收，大便色黑，易便秘。另有 Ferrous Gluconate、Ferrous Fumarate，多糖體有機鐵，加維他命C鐵劑，以及各種增進安定、吸收，長效性和副作用減少的鐵劑。

除了孕婦大量補充鐵劑外，經血過多的女人、經常喝酒的人、胃潰瘍患者、苦力和運動選手、老人、嬰兒，以及素食者也要注意補充鐵，通常綜合維他命中含有鐵質，每天一粒飯後服就可以了。

## 二、鈣

人體每日需要補充一〇〇〇mg，孕婦及產後授乳則需一五〇〇mg，幾乎每一個細胞都需要鈣質，不止是骨頭和牙齒，例如血液的凝結、肌肉的收縮、心臟的跳動、神經的傳導、頭髮指甲的生長，以及各種新陳代謝都需要鈣質。

節食的人、不喝牛奶的人，愛喝再過濾瓶裝水的人、老人尤其是女性、工作壓力大，以及最近受傷或開刀的人，都需要額外的鈣質補充。最普通的鈣劑是碳酸鈣 Calcium Carbonate、乳酸鈣 Ca Lactate、葡萄酸鈣 Ca Gluconate、檸檬酸鈣 Ca Citrate、磷酸鈣 Ca Phosphate，也有和鎂在一起的鈣劑。老人易骨質疏鬆，最主要原因是運動量不足而造成鈣質流失，除了補充女性荷爾蒙和鈣劑之外，目前有 Fosamax（Alendronate）及 Miacalcin（Calcitonin-Salmon）等補骨劑，可促進骨頭的吸收鈣質，通常適用於更年期之後的女人，男人也可以用。

## 三、鎂

成人每日需補充約三〇〇mg，小孩的需要減半或更少，除了青菜、豆類、堅果等含有鎂質外，海產也含豐富的鎂。在自然界，鎂和鈣經常在一起，化學性質也類似。骨骼的成長、神經的傳導、肌肉的伸縮、心臟的跳動都需要鎂，酵素的活性、蛋白質和核酸的代謝，調節鈣、鉀、鈉等在細胞內外的濃度等等，都需鎂的存在。如果骨質疏鬆，腰酸背痛除了補充鈣之外，最好補充鎂，效果更佳。

硫酸鎂 Milk of Magnesium, Magnesium Sulfate 人體不吸收，是瀉劑。如用於沐浴泡腳有助於減少酸痛，恢復疲勞，可以中和胃酸的胃乳和胃片主要成分是氫氧化鎂，Magnesium hydroxide 服多也是會通便或瀉肚。可用於補充的鎂劑是碳酸鎂、氧化鎂。如果腎病，鎂及鈣的補充要非常小心。如服用四環黴素 Tetracycline（廣用於青春痘及其他炎症）之類的抗生素，要和鎂劑、鈣劑或含礦物質的綜合維他命分隔至少兩小時，以免互相嵌合而失效。

## 四、銅

人體每日需要量極少，只有一‧五mg，銅對於血紅素的生成，多種酵素的功能，以及心血管的運作都有促進作用。缺乏時會造成貧血、白血球過低、骨質流失鈣。通常只要三餐有均衡的食物，人體需要的銅質就夠了，不必額外補充。患威爾森症的人身體不能排泄多餘的銅質，可以服用一種嵌合劑叫 Penicillamine（對鐵、汞、鉛、砷等中毒亦是解毒劑），可將嵌合的金屬排出腎臟之外。

## 五、鋅

人體每日至少需要一五mg，幾乎所有的食物都含微量的鋅，因此甚少缺乏。在體內許多酵素需要鋅，細胞的成長、細胞的分裂、修護、傷勢的復原，及保持味覺與嗅覺都需要鋅。

缺乏症狀可能會失去味覺與嗅覺，皮膚外傷不易癒合，孩童發育不良，性器官不成熟，精蟲減少；孕婦如缺少鋅，易導致新生兒腦部發育不全等，通常只發生在土壤缺鋅的地區。如果服用利尿降血壓劑或避孕藥，可能需補充鋅。

鋅的化合物常用於皮膚製劑，最近亦有流行鋅的舌下片製劑可以治療感冒，口服經胃腸不易被吸收。一般市面鋅的製劑是Zinc Gluconate、Zinc Carbonate、及 Zinc Sulfate。

## 六、碘

人體每日需要量只有○・一五mg，全部集中於甲狀腺，供應合成甲狀腺素之用。甲狀腺主要功能是調整新陳代謝率，缺乏時，孩童會發育不良、延遲性發育、智力差、耳聾等，成人則甲狀腺腫大Goiter。

海帶、紫菜等海產含豐富的碘，美國許多地區土壤甚少含碘，所以農作物食物就不含碘，居民易甲狀腺腫大，因而建議在食鹽中加碘 Iodized Salt，就可預防。

有些蔬菜吃太多會引起甲狀腺腫如菠菜、芥菜、紅甜菜等，這種情形也需額外補充碘。

相反的，如吃太多含碘的海帶、昆布，也會引起中毒而甲狀腺肥大，心律不整。如是孕婦，生下來的嬰兒可能甲狀腺功能低，矮小，智弱。因此，血液檢驗及甲狀腺功能測試很重要，到底是要補充甲狀腺素還是抑制甲狀腺亢進，要小心。

## 七、鉀

廣含於各種蔬菜、水果、五穀、堅果等，三餐均衡食物應該不缺乏，一旦缺乏易水腫、心律不整、心臟病、肌肉及神經機能差。服利尿降血壓劑、類固醇及強心劑者需特別注意補充鉀鹽。通常是氯化鉀 KCl 錠劑或水劑，需醫師處方。另有葡萄酸鉀錠劑不必處方。代用鹽的主要成份是鉀鹽。鉀過量對心臟、腎臟及胃腸都有損害，通常需驗血才能決定是否需要補充鉀鹽。服氯化鉀水劑時，劑量要量好，用一杯果汁或清水沖淡，慢慢喝。

錠劑大都是慢慢吸收長效型製劑，雖然顆粒很大也不要咬碎再吞服，要整粒吞下，才不會對胃壁刺激。

## 八、鈉

食鹽就是精緻的氯化鈉，古代交通不發達，在某些地區鹽是十分珍貴，取之不易的，現在的家庭幾乎不缺，往往各種食品太鹹，含太多的氯化鈉。

如果不是勞動流汗的人，吃太多鹽，即吃太鹹時，易患高血壓、肺水腫、心臟衰弱；反之，長期不吃鹽時，身體缺乏鈉，易累沒力氣、想吐、沒胃口、頭痛、昏睡，不知道有甚麼事可做。上吐下瀉時需要補充水分及鹽分，即各種電解質，如給運動員喝的飲料或 Pedialyte。

## 九、硒

各種食物應該都含微量的硒 Selenium，但是在某些地區如紐西蘭、中國北方、美國中部及東部等土壤缺少硒，居民易患心臟病。近年將硒和鋅同列爲抗氧化劑，認爲可以增強免疫力、增進生育能力、保護心臟、維護皮膚毛髮的健康。市面有多種去除頭皮屑的洗髮液即含 Se Sulfide，它具有輕微的殺菌作用。

## 十、鉻

促進葡萄糖的代謝，協助胰島素調節血糖，增加對葡萄糖的耐性，這幾種功能使鉻 Chromium 的有機鹽成爲治糖尿病的所謂天然療法。天然界的鉻微量存在於各種食物中，但是只有其中的百分之一人體可以吸收，因此，健康食品業研製較易吸收的有機鉻，較輕微的糖尿病，可以藉此得到良好控制，但是，也有些人服用有機鉻血糖反而增加，所以要小心，最好是家裡有血糖計，隨時可以試測藥物、食物及運動對血糖數值的影響。

# 血液檢驗報告可以自己讀

血液大略可分爲血球及血清，各種血球的數值以及血清中許多微量成分的檢驗，可以初步診斷一個人的健康情形。經常有顧客拿驗血報告來，要我用中文解釋給他們明白，爲了偷懶，我決定把常見的檢驗項目說明，希望對大家都有幫助。

現在醫學檢驗自動分析儀器非常進步，抽少量的血，在幾分鐘之內，就可以分析出三、四十種基本常見的分析數值，比較特殊需要檢驗師親手操作的就費時了，如果你想進一步瞭解，可以問你的醫師及檢驗師。

1. **Glucose 葡萄糖**：空腹時血糖正常值七〇～一一〇MG/DL（DL 即是一〇〇 mℓ）之間，吃飽後通常不會超過一二〇，如果超過一四〇可能有糖尿病，需作 GTT 葡萄糖耐性測驗，可能胰島素功能不足或甲狀腺功能過高。

2. **Calcium 鈣**：正常值八・五～一〇・五 MG/DL 之間，和甲狀腺機能、Vit D、藥物（利尿劑、抗酸胃片）有關。

**3. Phosphorous 無機磷值**：正常值二・五～四・五 MG/DL 之間，和腎臟、甲狀腺、副甲狀腺、Vit D、藥物（利尿劑、抗酸胃片）有關。

**4. 腎功能檢驗**

A、BUN Blood urea nitrogen 尿素氮：體內蛋白質在肝中代謝分解爲尿素，再經血液腎臟而排出，正常值六～一九 MG/DL，和肝、腎、甲狀腺及胃出血有關，過高疑似尿毒症。

B、Creatine 肌氨酸：肌肉的代謝產物，經腎臟排泄，如血清中肌氨酸過高，可能腎臟機能差或尿毒症，平常值〇・四～一・七 MG/DL，Creatine Clearance（CrCl）肌氨酸的清除率，即每分鐘腎臟過濾肌氨酸到尿中的效率。

C、Uric Acid 尿酸：平常二・五～七・七 MG/DL 太高有可能是痛風、腎障礙，太低可能是食物缺乏蛋白質、肝障礙，服過量阿司匹靈或類固醇。

**5. Complete Blood Count（CBC）血球數值**

A、RBC（red blood cell）紅血球：平常值四～六 M/CMM，男性比女性略高。如過低，可能出血、貧血（造血機能低，可能缺鐵質、Vit B12及 folic acid 葉酸）、白血症等。如過高可能缺水份，高山居民慢性氣管炎、紅血球增多症。

B、WBC（White blood cell）白血球：平常值四～一一 MI/CMM，女性比男性略高。白血球降低表示骨髓造血機能被抑制、癌症化學療法、急性重感染、慢性病、體弱。如過高表示細菌感染、組織壞死、白血症、氣喘症、服用類固醇或碳酸鋰、患重病等。

C、Hgb（Hemoglobin）血色素：是紅血球上面的一種可以攜帶氧氣的蛋白質，平常值一二～一八 G/DL，也是男性比女性略高，過低過高原因與紅血球同。

D、HCT（Hematocrit）紅血球在血液中所佔比率：平常值三八～五三％，過高過低可能的病因與紅血球同。

E、MCV（mean corpuscular volume）血球平均體積：平常值八〇～一〇〇 cu.u，是指紅血球平均的大小，可分別出是那一類的貧血，值過高可能是缺 Vit B12及葉酸、肝病或酒癮。值偏低可能是缺鐵、銅及B6或慢性出血。

F、MCH（mean cell hemoglobin）血色素與紅血球的平均比值：平常值二五～三五 uuG，紅血球巨大及高血色素的貧血會提高比值，紅血球萎縮及低血色素貧血會降低比值。

G、MCHC（mean corpuscular hemoglobin concentration）

血色素濃度對紅血球之平均比值，與MCH類似，平常值三一～三六%。

H、Platelet count 血小板數

血小板由骨髓製造，是凝血時必需的，平常值是一五〇～四五〇K/DL，過多時有可能是溶血性貧血、紅血球增多症、骨髓性白血病、骨髓纖維化、風濕性關節炎，過少時有可能是白血症、Vit B12及葉酸缺乏症、凝血機能失調、服用太多的關節炎止痛藥等。

6. Differential WBC count 白血球鑑別

白血球是人體防衛細菌侵入必需的，然而並非所有的白血球都有這種功能，只是其中一部分 Neutrophils 親中性白血球才有殺菌能力。

A、Polys, Segs, Bands：皆爲中性染色的白血球，在骨髓中製造而循環血液中，以成熟度而分 Bands（未成熟的）及 Segmented（成熟的）。白血球增加的原因可能是心臟病、灼傷、心理壓力、細菌感染及發炎等。白血球減少的原因可能是急

性病毒感染、放射線、癌症化學治療、紅斑狼瘡等。

B、EOS（eosinophils）親酸性白血球：可以吞食異物，並且運送組織胺到過敏的部位。

C、Basos（basophils）親鹼性白血球：血癌時 basos 會增高，當甲狀腺機能亢進、懷孕、放射線治療、化學治療及服用過量類固醇時，basos 會減少。

D、Monos（monocytes）單核白血球：它是血球中體積最大的，約紅血球的兩倍到三倍大，有各種細菌感染時數量就增加。

E、Lymph（Lymphocytes）淋巴細胞：淋巴細胞雖然不會殺菌，卻是免疫系統的主力，身體一旦有感染時淋巴球數目就增加。

### 7.血清油脂檢驗

A、Cholesterol 膽固醇：平常值一五〇～二〇〇MG/DL 之間，如超過二〇〇易高血壓、動脈硬化、血管阻塞、膽阻塞等，要注意飲食，超過二五〇就需要治療。血清中的膽固醇又可區分爲：

HDL（High density lipoprotein）高密度脂蛋白，專司將游離的膽固醇從血液中捕捉送回肝臟，是所謂好的膽固醇。

LDL（Low density lipoprotein）低密度脂蛋白，攜帶的膽固醇易沈積在血管壁。

B、Trighycerides 三酸甘油脂：是人體營養必需，平常值二〇～二〇〇MG/DL，如超過甚多可能有高血壓、動脈硬化、糖尿病等，過低疑爲營養不良。

## 8.肝功能生化檢驗

A、Protein, Total 血清總蛋白質：平常值五・九～八・五 GM/DL，過低可能是肝病、胃病、營養不良。過高疑是脫水、感染或多發性骨髓炎。總蛋白質可分下列三類：

Albumin 白蛋白，平常值三・五～五・五，過低可能是肝病、營養吸收不良、白血症等，過高疑是脫水。

Globulin 球蛋白，平常值二・〇～三・五，過低可能是肝病、營養不良、白血症等，過高可能是肝膽病變、感染。

Fibrinogen 纖維蛋白原，平常值〇・二～〇・四，過低可能有肝病或攝護腺癌，過高可能是腎炎或感染。

B、Bilirubin, Total 總膽紅素：平常值○・一～一・○MG/DL，過多有可能是肝炎、黃疸、溶血性貧血、膽結石。膽紅素是血色素及肌球蛋白等的代謝物，經肝膽排泄。

C、Alkaline Phosphatase 鹼性磷酸酵素：存在於小腸粘膜最多，腎、骨、甲狀腺及肝也有一些，如肝膽阻塞、肝炎、副甲狀腺機能亢進等，數值會升高，平常值三五～一一○U/L。

D、AST（SCOT）及ALT（SGPT）

天門冬胺酸轉胺酵素及胺基丙酸轉胺酵素，Aspartate aminotransferase（AST）以往又叫 serum glutamic oxaloacetic transaminase（SGOT），ALT（alanine aminotransferase）以前又叫 SGPT（Serum glutamic pyruvic transaminase），這兩種人體常需的酵素，平時在血液中只微量存在，大部分在肝臟細胞中，及少量在其它器官。平常兩者在血液中保持四○u/ml 以下。如果數值增高，有可能是肝炎、肝病、肝癌或心肌梗塞（AST增高）。

E、GGTP（gamma glutamyl transpeptidase）丙麩胺酸轉胺酵素

GGTP 這種酵素存在於肝、腎、胰臟內，主要是由酒精引發的酵素，是肝臟機能的指標，比前述的 AST 及 ALT 還敏感。平常值〇～五二 IU/L，如偏高有可能是肝炎、肝病、酒精中毒的肝損壞，或膽道阻塞。

**9. Iron 鐵質**：通常體內的鐵質是以二價鐵存在，血清鐵質平常維持三〇～一六〇MCG/DL，過高有可能是溶血性貧血、鐵質吸收過多、惡性貧血或鐮刀狀細胞貧血。過低有可能是出血、缺鐵、腎炎、慢性病或感染。

**10. T-4 四碘甲狀腺素**（Thyroxine）：平常值五・〇～一二・〇UG/DL，過高可能是急性甲狀腺炎、甲狀腺亢進，過低可能是甲狀腺功能減低。

**11. 心臟功能檢驗**

A、LDH（lactic dehydrogenase）乳酸去氫酵素：平常值九〇～二五〇IU/L，過高時疑是心肌梗塞（在七二小時之內昇高，維持一星期）、肝病、白血病及其他血症。

B、CPK 肌酸激酵素（Creatine phosphokinase）：平常值二〇～一七〇IU/L，過高時可能是心肌受損、骨骼肌受損、腦受損。

12. **Electrolytes 電解質：**檢驗腎及肺控制體內水份、電解質及酸鹼度，平常血清濃度：

A、Sodium 鈉 一三三～一四五 MEQ/L

B、Potassium 鉀 三・三～五・一 MEQ/L

C、Chloride 氯 九六～一〇八 MEQ/L

D、Carbon Dioxide 二氧化碳 二三～三二 MEQ/L

鈉鹽過高有可能脫水、腎上腺皮質亢進、腎病變、藥物影響（降血壓藥、止痛消腫藥、類固醇）、尿崩症等。過低有可能是積水、腎上腺功能不足、腎小管酸毒、上吐下瀉、服利尿劑等等。

鉀鹽過高有可能腎功能失調、腎上腺不足、藥物影響。過低有可能是飢餓、上吐下瀉、服利尿劑等。

氯過高有可能鹽吃太多而腎功能差、無法排泄、嚴重脫水、副甲狀腺機能亢進。過低有可能是上吐下瀉、腎功能差、服利尿劑等。

二氧化碳或碳酸氫（HCO 3-）過高表示新陳代謝鹼中毒，由於肺氣腫、氣喘、過量鎮靜劑而引起的肺酸中毒、鉀鹽流失、服過量的胃乳胃片、利尿劑。過低表示新陳代謝酸中毒，如水楊酸中毒、糖尿酮酸、乳酸酸中毒、腎失調、呼吸鹼中毒、飢餓或嚴重瀉肚。

13. **PSA（Prostate specific antigen）攝護腺特殊抗原：**正常值在一・〇～四・〇，即四以下，如果四以上需進一步檢查，有時腺體的按摩、超音波攝影及穿刺取樣都會稍爲提高 PSA 值。

# 用藥的技巧

有位中年人潘先生拿藥單來，電腦上顯示他過去一年服用的藥，他有輕微的高血壓、膽固醇和尿酸。新的藥單上面第一項是降血壓藥，劑量是往常的二倍，我們爲了小心起見就先問他，他說今天早上忘記吃一粒，所以到醫生那邊一量，血壓偏高。但是醫生沒問淸楚，他不敢向醫生講，醫生以爲五〇mg的量不夠，所以才加倍吧。我們就指示他要自己常量血壓，如果五〇mg就可以控制時，不要貿然吃一〇〇

mg的。藥局是照醫生寫的給，除非有問題，通常是不必打電話和醫生討論，只是患者自己要明白，用藥過量和藥量不足同樣糟糕。

像胃灼心灼、胃酸上逆或脹氣，通常用胃片胃乳來中和胃酸可即時收效。有些人說無效，再問清楚，原來他只吃一粒，當然無效，至少要兩粒再加一杯水灌下去才見效。止痛藥也是一樣，往往一次要兩粒才有效。當然每一個人不一樣，要懂得加減。

對症下藥也是很重要。有位退休的先生旅居加州，前些日子回台北體檢順便過春節，返美前可能太勞累了，在桃園機場覺得心頭很悶，在機上度過驚慌痛苦的十二小時，救心、硝酸甘油舌下片都試了，好不容易飛抵洛杉磯，嚇了一身冷汗，幸好心臟病沒發作。第二天由親人帶來藥局求救，因爲他還沒醫藥保險，小毛病來藥局，如有大毛病只好飛回台灣就醫。他手指著心窩食道滿臉愁思，說擔心在機上心臟病突發，他也知道體檢結果心血管都正常，只是胃有點毛病；但是他怕的是心臟病，我勸他下次覺得心頭悶痛時，先試服兩三粒胃片再加一杯水，五分鐘後如症狀解除，那就是胃灼心灼 Heart Burn，可以放心。隔一天他特地來道謝。

同樣，春天百花盛開，過敏的季節又到了，有的人從來不患過敏，擔心是感冒還是其他絕症；我猜只是過敏症狀，他半信半疑，我建議他服用過敏藥片試看看，一小時後就知道了。過敏不只是讓人流鼻水、鼻塞、眼紅、眼癢，有的會乾咳、氣喘、皮膚癢、皮膚炎、甚至關節炎。醫生之是否高明就在於診斷正確，用藥緩急恰到好處。

最近十年醫學真是突飛猛進，大略估計，全世界約有四分之一的人是依賴現代醫藥而活著。如果現代醫藥突然停止，人類沒有疫苗、抗生素、急救設備、以及種種醫療方法，可能十年後世界人口只剩下一半吧。草藥、針灸、氣功、運動、營養、修身養性、信仰等等，碰到病毒、病菌、腫瘤、癌細胞、器官機能障礙、外傷、過敏原、免疫失調等等，終究功效有限。如果你相信中藥、氣功、禱告可以治糖尿病、肝炎、愛滋症或癌症，那是你的自由，你的選擇，卻令眾多的科學家失望，激厲他們更加忘寢廢食努力發掘疾病的真相，找出更合理有效的治療或防疫方法。

太過於依賴藥物也是不好，像近兩、三年控制血糖新藥品四、五種上市，許多糖尿病患者同時服用兩、三種，有的又加注射胰島素；不錯，血糖控制相當好，患者飲食可稍微放縱，甚至果汁甜湯都不介意，藥局生意更忙，似乎皆大歡喜。我們知道糖尿病不會遺傳，是餐桌上的飲食習慣會遺傳，不少年長的患者只用一種降血糖藥，節制飲食，勤運動，三、四十年來身體還保持相當好。

據報載，台灣有幾位年輕人因服用抗過敏藥及紅黴素，而引起藥害，甚是可惜，有的新藥的副作用要上市一、兩年才被發覺，台灣的醫生可能資訊不足，再加上藥劑師制度不受尊重，甚至發生藥害都還不知原因何在。下回你到藥局拿藥時，請藥師花點時間詳細說明每一種藥品的用法和特性，避免腹肚冤枉當藥櫥。服藥的種類越多越損身體，不少病是因服藥不慎引起的。

# 偽藥事件

九月二十八日晚CBS電視台「六十分鐘」節目報導海地，這個加勒比海貧困的國家，已有八十八位孩童因服用咳嗽糖漿而死亡，還有數以千計的孩童受到永久性的傷害。那位製造咳嗽糖漿的藥廠老闆，很悲傷的表示，數十年來都沒問題的產品，怎會出事呢？

剛開始以爲是飲水污染或食物中毒，後來WHO世界衛生組織地區官員求助美國NDC疾病控制中心，及FDA藥物食品管理局，抽絲剝繭才查出係Ethylene glycol乙二醇中毒，而且是來自同一牌子的咳嗽糖漿。有一位年輕的媽媽哭著說，我那小男孩哭著硬是不肯喝那感冒咳嗽糖漿，還要請兩個大人抓住他，我幫他灌藥，如果知道那藥有毒，我寧可自己喝，也不要我的孩子喝。

許多感冒咳嗽糖漿（包括美國藥品）都放一點甘油Glycerine，海地藥廠是向荷蘭化學公司買進的，藍色的鐵桶，純度九八%的甘油，查出來是中國大陸生產外銷產品。因爲便宜，所以賣很多到非洲、中南美洲及世界各地。

CBS電視台經過半年的追蹤，找到中共黨營的「中化公司」，二、三十層的辦公大樓美侖美奐，就是拒絕記者採訪，也不回答是那一家工廠生產的，問中國在華府的大使館也同樣遭到閉門羹。乙二醇的物理性質類似甘油，如果不認真化驗，單從外表看，都是透明略粘稠帶甜味的液體，不易分辨，而且甘油算是不貴的藥品原料，怎會摻僞呢？是包裝錯誤嗎？還是故意用價錢便宜一半的乙二醇代替？但是，乙二醇通常工業用於防凍劑，內服有劇毒，怎可代替「藥用甘油」？實在是夭壽，喪盡天良。更糟糕的是它還繼續生產僞裝外銷。

根據 The Merck Index 化學藥品索引，工業用途廣泛的乙二醇內服有毒，如誤飲，會先刺激中樞神經，接著是痲痺、嘔吐、愛睏、昏迷、呼吸困難、痙攣、腎臟損害、無尿、尿毒症，最後死亡。致死量是每公斤體重一・四 ml，因此，幼兒服用加入中國大陸生產的「藥用甘油」的咳嗽糖漿，不死也重傷。

每一個人都會有錯誤，有錯必改，善莫大焉，何況藥品事關人命？中共當局可能錯怪美國電視臺好管閒事，死幾百個窮國家小孩何必緊張？反正大家要貪便宜，一分錢半分貨，也是生財之道啊？誰敢說不買中共產品？飛彈打到你家門口。

中國人很聰明，兩千年前就有僞藥問題，把「道地藥材」改爲「通他樂林」，外行人也看不懂，不是差不多麼？國民黨統治的中華民國，僞藥的問題還是沒能完全解決，人民寧可相信歐美藥品，對國產藥品尚缺乏信心。

共產黨統治的中國大陸，僞藥問題比台灣嚴重百倍，在廣東福建經常致人死命。許多信奉五千年中華文化的台胞，受惑於中國秘方，也時有人財兩亡的悲劇。二十一世紀是中國人的世紀？端看北京如何處理這次甘油僞藥中毒事件就知道了。

# 芬芬的猝死

八月三十一日戴安娜王妃在巴黎車禍身亡的消息，震驚全世界的電視觀眾，在數次感動之餘，我幾乎提筆想湊熱鬧寫一篇，終於還是忍了。

隔不到一星期，在印度行善傳教五十年的德蕾莎修女平安上天堂了。九月六日夜十幾位藥友聚會，聽到一位藥師對聖者善行精彩深入的解說。

九月十六日早上藥局開門時，看到傳真機上有六、七張電傳，原來是芬芬猝死（藥廠突然收回產品）的消息，因爲它跟葫蘆裡賣的膏藥有關係，所以想了兩、三天，提起勇氣哀禱一文。

芬芬一九九二年誕生於紐約，它的催生者是紐約羅徹斯特 Rochester 大學醫學中心的 Dr. Michael Weintraub，一九八八年他一時興起，將兩種減肥藥小芬 Fenfluramine 及大芬 Phentermine 合在一起，用於一百二十一名過胖者長期減肥的臨床試驗中，經過四年的反覆試驗，他在一九九二年發表 fen-phen 芬芬的妙用，在雙盲試驗中，施藥群三十四星期之後，減輕體重十六％，安慰劑群只減輕四・五％，也就是說芬芬可以讓過胖者在八個月之內平均減輕三十二磅，而且幾乎無抗藥性，四年後想再減（如果胖回來），芬芬同樣魅力十足。

大芬與小芬都是安非他命的親戚，只是興奮作用及成癮性較低而已，主要作用是減少飢餓時難過的心情，這一類的藥物都能刺激腦細胞多分泌一點 serotonine, dopamine 及 norepinephrine 及減緩這些神經傳導物質的分解，換句話，過胖者服用芬芬之後，每天三餐只吃簡單低熱量的食物，就可以輕易度過，將體內的脂肪燃燒來供應各種活動，日久就消瘦了。

大芬 phentermine 問世已四十多年，至今還是最普遍使用的抑制食慾的減肥藥，每天只用一粒，缺點是兩、三個月後就減失藥效。像過年、過節、餐會等重點式的偶爾服用一下還是很有效的。大芬的主要副作用是失眠、不安、急躁、心悸、血壓上升。

小芬 fenfluramine 前幾年才通過ＦＤＡ的審核，它主要的作用是提高 serotonine

的腦中濃度，減輕飢餓時的激動及被剝失感，因此餐前服用小芬，你不會餓，看人家大啃排骨或烘香腸也不會食指大動。小芬的滿足感與輕鬆感正好彌補大芬的副作用，小芬的副作用包括瀉肚、鎮靜及壓抑，小芬被合成時是左旋體及右旋體各半，進入人體後只是右旋體有效，一年前右旋體 dexfenfluramine 以商品名 Redux 問世，也有專科醫師著書立說，大事宣揚，不到一年，暢銷全美，接著惡夢來了。

首先是今年春天梅育醫學中心 Mayo Clinic 發現有二十四病例，心臟瓣膜受損與芬芬的服用有關，最後發表於八月二十七日的新英格蘭醫學雜誌，同期ＦＤＡ的研究人員也投書該雜誌編輯，報告另有二十八類似的病例，九月初ＦＤＡ手中已有八十二病例，患者有可能三個心臟瓣膜都因服用芬芬而故障，血液逆流，有的因而死亡，有的只服用一個月，甚至只服右旋小芬也有問題。

今夏開始，許多醫師及保險公司開始踩剎車，替減肥者停藥，或限制亂開處方，製藥公司 Wyeth 也緊急通知新的副作用，警告醫生不要隨意開芬芬藥單，但是肥胖者的心臟瓣膜似乎承受不住芬芬的魅力，病例越來越多，製藥公司在賺取億萬元之餘不得不宣告小芬及芬芬的訃聞，以免日後官司賠償不了。（一九九九年十月公

司提出賠償三十二億九千萬來平息官司）

就社區小藥局的立場來講，芬芬的猝死對業務毫無影響，因爲五年來我大概只收到一張芬芬的處方，我曾建議一些急切減肥的人去找醫生開處方，結果不是醫生自己賣藥就是有指定藥局，我也樂得輕鬆。暴利與風險，神奇妙藥與嚴重副作用似乎經常是分不開的。

## 過敏反應

在人體的皮膚、鼻腔、氣管、食道等組織有一種肥胖細胞 Mast Cells，它儲存各種會引起器官組織發炎的介質 mediator，如 histamine、leukotriene、cytokines 等，當免疫球蛋白 IgE 發覺外界的過敏原（或細菌病毒）侵入人體時，IgE 抗體會預警肥胖細胞，一旦過敏原再次或繼續侵入時，介質如組織胺 histamine 即從肥胖細胞釋出，引起一連串的反應，像紅癢、流鼻水、鼻塞、打哈啾、咳和氣喘等，目的在於阻止異物侵入。血液中的一種白血球 basophils 也有和肥胖細胞一樣的功能。

組織胺一旦在組織中或血液中被放出後，它就去通告附近的每一個細胞的 Hi-receptors，而產生上述的過敏反應，通常在一分鐘到五分鐘之內就發生了。我們服用抗組織胺 antihistamine，即所謂抗過敏藥，並不阻擋組織胺的被釋出，而只是阻礙或與組織胺競爭每一細胞上的接受器 Hi-receptor。由於每一個人的體質不同，有的抗過敏藥吃了不見效，或是吃久了失去它原先的藥效。

組織胺除了產生初步即刻的過敏反應外，亦能促使肥胖細胞在必要情況下產生 leukotrienes 及前列腺素 prostaglandins，這兩種成份可以使微血管破裂，造成皮膚的紅腫、氣管收縮。發炎的強度及維持的時間比組織胺大好幾倍。塗類固醇藥膏可以止癢，噴吸類固醇可以減輕鼻過敏或氣喘，可能是類固醇有抑制前列腺素及其它抗體的作用。一九九八年，有一種新的口服藥 Singulair (montelukast)用來治療氣喘，因爲它可以抑制 leukotriene 的接受體。

近年的研究又發現新的介質 cytokines，不僅對 IgE 的生合成很重要，對 eosinophils 白血球及其它發炎細胞的黏附分子的累積也是必要的，是目前熱門的研究體材。血液中驗出濃度高的白血球 eosinophils 也可用來證實過敏或氣喘的病症。

有一種可以致命的過敏 anaphylaxis，由於吃進或注射（尤其是 penicillin 製劑含有雜質時）某種物質，體內免疫系統引發過份激烈的反應，除了普通的過敏反應外，有時還會頭痛、腹痛、嘔吐，甚至休克昏迷。有些人被蚊蟲蜂類叮咬，也會產生這種致命的過敏。引起過敏的食物隨個人體質不同，大都是含蛋白質多的，如魚、蝦、螃蟹、蛋、牛乳或酒等等，特異體質的人最好隨身攜帶強心針 epinephrine，以防致命的過敏。

類風濕關節炎和牛皮癬是一種自體免疫 autoimmune 的失調，用抑制免疫系統的藥物來治療有相當效果。相反的，目前有不少健康食品或藥草，宣稱可以提高免疫力，那麼患過敏、氣喘、或類風濕關節炎、牛皮癬的人最好不要跟著流行亂吃。

鼻過敏或氣喘似乎有點家族遺傳，帶有這些基因的人，他們的免疫系統保護得太過度了，也可以說他們體內含過多的免疫球蛋白 IgE，現在已有十四個染色體被查出和過敏有關，其中五 g 和六 g 有較多的證實，距離基因療法的問世尚遙遠。

避免過敏原（灰塵、花粉、冷風、某種食物等）似乎是潔身自好的最好方法之一。

# 暈車

十年前有一次和朋友去香港遊覽，我們先到凱悅大飯店享受龍蝦大餐，餐後滿足愉快地散步到碼頭，預備搭遊艇觀光。我只多看水波倒影一兩分鐘，還沒上船，頭已開始暈了，有點反胃。上了船，向船副要一粒暈車藥及一杯熱水，還是止不住，船一出港口，風浪大增，開始盜冷汗，中午吃的海鮮珍味全都吐光，臉色青白，像生一場大病。

暈車症 Motion Sickness，簡單講是內耳前庭耳蝸管液的平衡問題，其實是個人不能掌控速度及方向，或自己尚未適應及協調新的移動。

坐別人的車我會暈，我自己開不會暈，就是明證，這是一種自身防衛系統過度緊張的表現，可以慢慢訓練，慢慢適應。

譬如坐小船時，不要呆在船艙下面，要站到甲板上，眼望前方遠處，預感風浪的起伏。坐別人車也是一樣，要望窗外遠處，先知道前面紅燈要停，綠燈再走，或十字路口要轉等等，都可避免暈車。有的人坐第一次會暈，第二次就不會；有些人則要訓練七、八次之後，才有穩如平地的舒服感，像我，暈了就想要吐的人，最好事先以食物或藥物來預防。

有的小孩會暈車，改進方法是讓小孩坐高一點的椅子，讓他可以看到外邊的風景，吃暈車藥當然有幫助，另外用 Sea Band 套在手腕上也有意想不到的效果。

在食物方面，空腹或吃太飽上船都不好，最好稍微吃一點再加上手邊有酸鹽李之類小吃，因爲剛開始要暈時，口水及胃水大增，吃點鹹酸的胃較舒服。有怪味或血腥的容易引人作嘔，像孕婦對食物特別敏感，稍一不對味，就易嘔，這本來是用來防衛胎兒中毒的本能之一，只是太過份了反而傷身。嘔吐之後，補充鹽分、糖分及水份最要緊。

薑含特殊成分可以緩和抑制胃壁上的嘔吐中樞，上車前，喝點薑湯，吃點薑糖也可防止嘔吐。

在藥物方面，預防勝於治療，像最有效的 Transderm Scop 耳後貼片（目前仍需醫師處方），要四小時之前，甚至出發之前一晚，就要貼上。它的副作用是口乾、眼澀，如果不是暈得厲害的人，可以將貼片剪一半貼即可，每片可繼續貼三天，取下後再貼，有效成分即不易被皮膚吸收，就沒效了。

一般暈車或頭暈的成藥成分是 Meclizine 二五 mg，有一種可以嚼碎的藥片如 Bonine，吃一片，大人小孩都一樣，二十四小時有效。另一牌 Dramamine，舊的成分是 Dimenhydrinate，新的成分也都改爲 Meclizine。其他較強的止吐藥都需醫生處方。

Sea-Band 是應用針灸原理，在手腕上的內關穴道，用小圓珠叩住，是英國海軍最先應用，效果不錯（少數人可能無效）。最近又應用於初孕害喜的婦女，幾乎沒副作用。薑雖然可防嘔吐，但是孕婦不可多服，以免胎兒畸形。產後，即可放心大量吃放薑片去炒的痲油雞酒了。

## 女性激素的選擇

女人在五十歲左右就慢慢失去月經，雖然萎縮的卵巢還繼續生產低單位的女性激素 estrogens，腎上腺也製造生理作用較弱的女性激素，但是大部份美國婦女多少會有不舒服的症狀，如臉潮紅、夜裡盜汗、睡不好、陰道乾燥、沒性慾、沒精力、易發脾氣、皮膚失去彈性、或尿失禁等，只有少數幸運的女人在更年期毫無異樣。更年期之後，冠心病、骨質疏鬆、記性差也逐步威脅女人的健康。

爲甚麼女人需要在五十歲停經而讓男人不停的製造男性激素？這個大問題不是短文可以盡情討論的。趣味的是，醫學科技近五十年來不斷帶給女人更多的選擇，在青春期有避孕藥（人工合成的各種女性激素，能抑制排卵、規律月經），可以享受性愛，而不必擔心懷孕。

在更年期之後，又有各種補充女性激素，可以延展青春，提高生活品質，甚至對人類做出更多的貢獻。面臨選擇就有疑問，補充女性激素有何益處？會增加患癌的機率嗎？該用那一種製劑？

目前在美國可以用來補充的女性激素大略可分四大類。

首先是人工半合成的 estradiol，與人體天然存在的女性激素相同，爲了便於口服吸收而有不同製劑，如商品名 Estrace、Estraderm、Climara、Estratab、Ogen 等。

其次是人工合成藥性較強、非天然的女性激素，商品名如 Estinyl、Feminone、Estrovis、DV、Tace 等。

第三類是一九九九年五月才問世的植物性天然混合合成的女性激素。

最後一類也是最早問世，最普遍服用的馬尿雌激素 Conjugated Equine Estrogens，是十幾種天然混合的女性激素，商品名有 Premarin、Prempro 及 Premphase 等三種。

以上三大類除口服錠劑佔大宗外，還有陰道乳膏、透膚貼片、針劑，及皮膚擦膏（在歐洲及台灣有，美國尚未上市），每一產品各有它的優點和缺點。

口服片通常是每日一粒，有的附加黃體素（子宮切除者不必附加），可以減少更年期的各種不適，防止骨鬆，減少心臟病及中風，提高良性的膽固醇 HDL，延緩衰老。缺點是加重肝臟負擔，增加三酸甘油脂在血中的濃度，腸胃不適，體重增胖，乳房脹痛，有時月經會再來，也會提早乳癌。

女性激素經皮膚、陰道或注射直接進入血液，不必通過肝酵素的初步代謝，藥量極微即有作用，適用於吸煙者（尼古丁會加快肝酵素對女性激素的代謝）、胃腸不適於口服者、三酸甘油脂很高的人、易血栓塞者、不願乳房脹痛者。經由陰道吸收時，可減少頻尿、陰道乾癢、增進性交的快感。經皮膚或陰道吸收，對預防心血管疾病或骨質疏鬆的藥效尚待證實。

有一種包含女性激素的子宮環 Estring，新近美國才由歐洲引進，裝一次可維持三個月。

以生理作用強度而言，estradiol 是 estrone（含於 Premarin 中及墨西哥山藥薯 Mexican yam 的主要成分）的十二倍、estriol 的八十倍、isoflavones（植物的女性激素，大量含於黃豆）的一百倍。

一般以服用最低劑量而能保持身心健康愉快爲準則，如此副作用自然減少。前數十年，醫師通常開 Premarin（〇・三mg至一・二五mg）再加 Provera（黃體素二・五mg至十mg）。後者主要是預防子宮癌，如果只服後半的十天，那麼月經會再來。最近出品的 Prempro（含兩種成分〇・六二五mg加二・五mg），每日服一粒，月經就極少會來，希望未來有更輕的劑量可以適應大多數東方婦女。

補充女性激素時，要每日定時，如忘記，第二天可多服一粒。如有特殊原因需停藥時，不要突然中斷，可以從隔天服一粒減至一星期服一粒。要換製劑品牌也是要漸減，再試新的製品。

去年有兩種新產品，一種是女性激素添加男性激素 testosterone，有助恢復女人的性慾。另一種是取代性的女性激素 raloxifene（Evista），它證實可以增強骨質，無乳癌和子宮癌之慮，只是增加臉潮紅（腦部體溫控制中心的稍微不調）。

一九九九年一月份的美國「消費者報告」，給讀者的建議如下：

1.多吃黃豆食品，少吃肉類，可減少更年期障礙、乳癌、心血管疾病及增進骨質。

2.在更年期間補充女性激素，有益身心，一旦停藥，益處（包括減少心臟病百分之三十五～五十）即慢慢消失。

3.除了易血栓或近親有乳癌者之外，健康的婦女在停經之後可以馬上補充女性激素，但是要婦科醫師定期檢查。

4.老年女人也可以補充女性激素，但是要先檢查心血管功能，如已有心冠病，最好不要輕易服用女性激素。

5.不需補充荷爾蒙，正如數萬年來老祖宗那樣，不吸煙、飲食清淡、營養平均，鍛鍊體能多運動，更勝於盲目的補充女性激素。

## 腦力的開發

上週六由許東榮教授主催的小型北醫藥友會，邀請在ＵＣＬＡ研究細胞生理的蕭啓方博士，演講「腦力的開發」，摘錄其中數段供讀者參考。

人的大腦到三歲時已發育差不多了，可惜終其一生大約只用一百億腦細胞中的百分之十不到。

根據用進廢退的動物試驗，將動物的右眼縫閉讓它只用左眼，一年後解剖，發現右腦的細胞增加很多，左腦的細胞則減少，因此，多使用腦是可以增加腦細胞的。通常到二十五歲時腦細胞最發達，往後就逐年減退。

日本學者曾測大腦皮質的腦波，發現有 Alpha 波（每秒振動八次），Beta 波（每秒振動十幾次），Gamma 波（振動次數更高）之不同。心平氣和時呈現 Alpha 波，發怒激動時則出現 Beta 波，像下圍棋、快樂唱歌，或思考寫作時也都出現 Alpha

波。一旦生氣、焦慮、懊惱，則全是 Beta 波，真的會傷腦筋、殺傷腦細胞。

蕭博士認為要增加 Alpha 波最簡單方法就是閉眼、深呼吸及靜坐，也就是要放鬆。日常生活要守住以下幾個要點，才能激發你的腦力：

1. 心平氣和，無雜念。
2. 集中精神，不要心猿意馬。
3. 利用你的特點長處，做你喜歡的事。
4. 敏銳的觀察力，裡外正負都要注意到。
5. 培養預測力，可預測政局、世局或經濟消長，亦可預測感情、婚姻或新的流行。
6. 捕捉潛意識，抓住靈感。
7. 正面的想法很重要，凡事感謝，要有不幸中之大幸，大難不死必有後福的心情。負面的想法會殺傷腦神經。
8. 每天檢討看自己是否保持上述的要點。

生活中難免碰到問題或陷於困境，怎麼辦？首先是不要生氣，生氣時不要做決定，先好好想一想，並且：

一、收集正確資料，加以分析。

二、改變思考的層次，站在另一個角度或反傳統的觀念來思考。

三、要很仔細，譬如顯微鏡的發明後，許多疾病的原因都找出來了。像澳洲那位馬歇爾醫師，發現胃潰瘍主因是幽門螺旋桿菌，而不是工作壓力或胃酸。

四、要有整體性的思考，顧全大局，保持大原則。

五、往遠處看，像台灣的高速公路，二十幾年前要蓋時，就沒想到車子會那麼多，才蓋得那樣狹窄。

六、緩急有序，找出問題的核心所在。

雖然三歲知老，蕭博士認爲每一位成人，都可以再度激發腦力，不要以爲年紀大了、沒用了、不能學新的了。現代的人營養都夠，醫藥發達，往往退休後腦力還可維持高峰狀態，像成人學校開辦的語言學習、各種運動訓練、手工藝或美術的興趣，甚至簡單的下棋、麻將都有助於腦力的開發。

記住，凡事要有正面的想法。

# 精神分裂症治療淺談

在諸多腦病之中，精神分裂症 Schizophrenia 病發較早，症狀較持續，同時也最需要被照顧。全世界不分種族地區，約有百分之一的人口患精神分裂症，男性患者通常發作於十五至二十五歲之間，女性患者大都發作於二十五至三十四歲之間，家族遺傳因素相當明顯，患者的子女有將近百分之十的機會得病，如雙親皆是患者，那麼子女得病率更高。病毒感染及腦部受傷亦可能引起精神病。

美國約有二百五十萬名精神分裂症患者，佔用醫院病床百分之二十五，佔用療養院百分之四十，花費的醫療資源每年將近三百億美元。無家可歸的流浪漢有一半是患精神分裂症。精神分裂症患者絕大多數不認爲自己有病，因爲在不發作期間，或是有適當藥物治療時，他們的想法、做法及生活的規律與常人無異。

歷史上也有傑出人物患輕度精神分裂症，如畫家梵谷、音樂家莫扎特、航空企業家休斯等等。

有的人是突然發作，大多數患者是日積月累逐漸病重，精神分裂症的初期症狀包括：非常緊張、不能集中精神、睡不著、與人群分離。患者不易與人交朋友，有時突然亂穿或不穿衣服、不在意衛生、任意退學或不去上班，最後是明顯的精神錯亂。由此可見病症與家庭狀況無甚關係，而與腦部細胞及神經傳遞分子的變化關係較大。精神分裂症的病理及生理至今尚未充分了解。

有一類醫學者對精神分裂症的論點是壓力的承受度。對症下藥是：

利用藥物防止或減少腦的化學變化。

改善社會及家庭對患者的支持（如免費教育，提供生活補助費，免費醫療等）。

增強適應生活能力（如學習技能、培養人際關係、鼓勵天份等）。

以下僅就藥物治療方面略爲介紹，精神分裂症的症狀一般是缺乏感情、意志力、動機、注意力、口才和快感，卻有過多的幻覺（聽到或看到）、迷惑、思路中斷和怪異的行爲。

以往的藥物大都針對後者，近五、六年新出的藥品則兼顧缺乏症狀，而且令人難受的副作用較以往的藥物少，以往的藥物至今尚常用者有 thioridazine、 trihexyphenidyl，benztropine，thiothixene 及 haloperidol 等，其他鎮靜劑、抗憂鬱藥及鋰鹽 lithium carbonate 亦常併用。由於有副作用，因此藥品種類的配合及劑量調整，需要患者與醫師充分合作。

新近出品的有下列五種，臨床試驗的藥效及副作用是與 haloperidol 治療劑量比較的。

一、Quetiapine fumarate（Seroquel）藥效普通，副作用不多。

二、Risperidone（Risperdal）藥效佳，可單獨使用，副作用少。

三、Olanzapine（Zyprexa）藥效普通，副作用較少，不影響白血球。

四、Clozapine（Clozaril）藥效極佳，副作用多，包括白血球降低。

五、Sertindole（尚未上市）藥效普通，副作用較少。

新藥價高，而且藥效不見得優於 haloperidol，只是有的可以改善精神分裂症患者的缺乏症狀，因爲這些新藥可以提高腦細胞內的 dopamine、serotonin 等使人積極、快樂、安詳的神經傳遞分子。

整體來講 haloperidol 是最佳選擇，如何依個人病情來調整劑量，減少副作用，增加按時服藥的規律等，是控制病情首要之事。萬一患者不能或不肯自動按時服藥，只好在飲食中偷加進去。不得已醫師必需強行打長效性 haloperidol 的針劑，使患者安靜下來。如果患者不傷害別人或自己而拒絕醫療，在美國這種人權至上的國家，也是要尊重患者的意志。

幸虧百分之七十的患者對以上所提各種口服藥劑都有良好反應，在關切的治療下，將近三分之一的患者可以從事簡單的工作，自己照料日常生活。

# 巴金森症之病因

美國約有一百萬人患巴金森症（ＰＤ），六十歲以上的人口有百分之一患ＰＤ，隨著人口的老化，老人醫學也漸受重視，研究經費逐年增加。一種病如果知道原因，就有可能預防或根治，例如胃潰瘍、小兒痲痺、愛滋病、心臟病、肺癌等等，是現代醫學帶給人類新希望。ＰＤ的病因將近兩百年來還在摸索中，眾說紛云。受「台美人巴金森症互助會」之託，翻譯一九九八年有關ＰＤ的醫學文摘，其中有關病因之部分擇要與讀者分享。

在生活環境方面，腦部受傷，像拳王阿里就是典型的例子。會引發ＰＤ，有的嬰兒出生時腦部受傷，也會有類似ＰＤ的症狀，中風的人腦部血管阻塞，或腦溢血，在復健期間有三分之一的人會出現類似ＰＤ的症狀。殺蟲劑（ＤＤＴ之類）、吸煙、高壓電線（強力磁場）等，對ＰＤ無影響，職業上接觸有機溶媒和重金屬化合物（錳）易患ＰＤ。

隨著年歲的衰老，腦部生產度巴明 dopamine（一種神經傳導物質）的神經細胞會逐年損失，只是患ＰＤ的人情況較嚴重，會出現㈠抖動、㈡行動遲緩、㈢僵直，其他如寡言無表情、坐不直走不穩、少眨眼、抽筋、寫字越來越細及神情憂鬱等都是ＰＤ標準症狀。簡單確認法是服用 levodopa（如 sinemet，在腦部轉成 dopamine）而症狀改善那就是ＰＤ了。

每一個人的腦細胞在二十五歲之後就逐年衰退，許多研究者就從氧化衰老的過程下手。例如，有人認爲腦部黑質神經細胞累積過多的自由基 free radicals，才引發ＰＤ，也有人發現患ＰＤ的人腦部黑質神經細胞含鐵過多，增加自由基的毒性，而與度巴明同效藥 apomorphine 因可在腦中鉗合 chelate 鐵分子，將鐵帶走，保護神經細胞，而對PD有治療作用。有人證實每天吃一粒 aspirin，睡前再吃一粒 melatonine 可以保護神經細胞。

有人認為PD是缺乏 Neurotrophic Factor 神經營養因子，是一種蛋白質，可以保護神經細胞，有一種新藥 pramipexole（mirapex）是作用於 Dopamine D三受容器，而使神經細胞分泌神經營養因子。在神經細胞中的粒線體 mitochondria，是細胞的能源，專司供給氧氣，排除自由基，如果粒線體中的 complex 1失常，可能會引發巴金森症，如 complex Ⅳ失常，可能患老人癡呆症。有一種人工合成的迷幻藥 MPTP 就是使 complex 1失去功能，令服用者幾天之內腦部失去 Dopamine 而成為速成的PD患者。

人體的解毒工作主要是在肝臟中進行，依賴的是三十五種P四五〇酵素，將人體的代謝物或外來食物中的毒物變成水溶性而排出體外，如解毒作用不完全，會引發各種疾病，PD就有可能缺乏某種酵素而引起的，其中一種命名為 CYP 二E一這種酵素，同時也存在於腦部黑質神經細胞。

早發性的（四十歲以前）巴金森症極少，與遺傳基因的突變有關連，例如第四個染色體中有一個基因支配一種蛋白質 alpha-synuclein 的合成，這種蛋白質由數十個氨基酸排列而成，如果其中有一個氨基酸排錯了（基因突變），導致這種蛋白質有遺傳上的缺陷，子子孫孫都會患PD。目前已知有兩個家族，一個源自義大利，另一個源自德國，皆患早發性的巴金森症。

讀者如需PD詳細資料，請與台美人巴金森互助會連絡，電話（三一〇）五四一—四三八八，傳真（三一〇）五四一—五三六八。

# 披衣肺炎菌可能是殺手？

上星期去博物館參觀「微生物的世界」，近兩天讀了幾篇新的醫學報告，沒想到會引起普遍感冒、鼻炎、支氣管炎的細菌——披衣肺炎菌 Chlamydia pneumoniae，竟然和狹心症、動脈硬化阻塞及老人癡呆症有密切關連，爲甚麼等到今天才知道？對大多數病患來講是否太遲了？抗生素可以治心臟病或老人癡呆症嗎？

據路透社八月十一日消息，一群校際合作的生物學家，發現十九位老人癡呆症Alzheimer 患者的腦部，有十七位受到披衣肺炎菌的感染，而另外十九位非因老人癡呆症去世的，只有一位腦部有披衣肺炎菌。當腦部支持神經細胞及擔任免疫職責的神經膠細胞 glial cells 被披衣肺炎菌感染而腫脹發炎時，就可能引發記憶衰退的老人癡呆症。

我們從小就會感染到披衣肺炎菌，往往不會生病，有些地區像北歐及美國西北部，百分之七十的人口都感染披衣肺炎菌。這種菌通常只存活於呼吸道，爲甚麼跑進腦部？一九九七年春天，英國學者曾指出普通庖疹病毒可能會引發老人癡呆症，近一年來，科學家集中精神在找病毒，沒想到卻發現這麼平常的細菌，竟是老人癡呆症的大禍源。在 J. Medical Microbiology & Immunology 醫學雜誌八月份，刊登了這篇令人驚喜的研究報告。

九月份的「發現」雜誌 Discover 有一篇綜合報導，題目是：受到感染的心臟。在西雅圖華盛頓大學的流行病學者，Lisa Jackson 和 Thomas Grayston 從被膽固醇阻塞的冠狀動脈中，發現有披衣肺炎菌，因而推論心臟病的一部份原因可能是披衣肺炎菌感染引發的，不全然是高血壓和膽固醇過高而已。

根據過去十年的一些研究，患心冠病的人，帶有披衣肺炎菌的比率是正常人的兩倍。在冠狀動脈血管壁沉積的硬塊 plaque 中，含披衣肺炎菌的機會是通暢無阻的血管的二十倍。從動物實驗中也證實，經由鼻腔感染 C. pneumoniae 會導致動脈阻塞硬化。

Jackson 博士認爲在肺部的噬菌體 macrophages 把細菌包著，隨著血液周遊全身，通常噬菌體會把細菌吃掉，但是，披衣肺炎菌卻能阻擋噬菌體的消化酵素，經過冠狀動脈時，披衣肺炎菌則潛伏於血管壁，開始在脂肪中繁殖，造成泡沫狀臌起的硬塊，最後把血管堵塞。

威斯康辛大學醫學院的 Gerald Byrne 則證明被 Chlamydia pneumoniae 感染的噬菌體，極易與脂肪結合成形成泡沫狀細胞。

正如八〇年代幽門螺旋桿菌 Helicobacter pylori 被馬歇爾醫師發現是胃潰瘍、十二指腸潰瘍之主因，許多大學者不是忽視就是嗤之以鼻，過了十年，終於獲致全世界的讚揚與感謝，只要服用十天的抗生素，胃病就根治了，再也不必胃切除了，也不必長期服制酸劑。希望這次發現 Chlamydia pneumoniae 是引發老人癡呆症及心冠病之一大病因，能藉快速的資訊傳播，讓世界各地的患者及醫生覺醒，趕快用適當的抗生素（如 azithromycin、clarithromycin、erythromycin 等）來治療心冠病及老人癡呆症。

**後註：**動脈血管阻塞的另一原因，有的人可能是肉類吃太多而引起的氨基酸 homocysteine 在血管壁的沉積，解救方法很簡單，少吃肉類和牛奶，多吃青菜、水果，或是每天吃一粒綜合B維他命。

## 心臟無力

有一位年約六十歲的台灣婦女，平時對健康保養不大注意，雖然患糖尿病和高血壓，人在加州卻因爲買不起保險，覺得掏錢去看醫生很貴，大部份吃台灣寄來的藥品。半個月前她覺得有點感冒，就把降血糖和降血壓的藥停止服用，專心吃感冒藥，一星期後感冒好一點了，但是還繼續咳嗽，尤其是晚上睡覺時咳得厲害，她說是乾咳，沒痰。我建議她買 Dimetapp DM，睡前服，當晚睡得很好，可是，第二晚就不行了，坐在床上咳整夜。翌晨她打電話來，聲音很虛弱，我趕快介紹她去看醫師。

經過醫師仔細診斷，判定她的咳嗽是來自心臟無力，即充血性的心臟衰弱，Congestive Heart Failure，而且肺部積水嚴重，需住院治療。醫院答應替她申請貧民醫療卡，三天後出院了，帶醫師處方來藥局配藥，醫師開了五、六樣，包括專治心臟衰弱的 Digoxin、降血壓藥 Vasotec、降血糖藥 Glucotrol、利尿降壓劑 Aldactone 及 Lasix，和補充鉀鹽等。

上了年紀的人，如果吃了咳嗽藥，躺下睡還咳不停，而且是乾咳，人沒力氣，很可能是患充血性心臟衰弱ＣＨＦ（有的咳是因降血壓藥的副作用，通常不會咳得很辛苦。有的咳是肺病或過敏氣喘的表徵，通常會有點痰）。在美國每年有四、五十萬上了年紀的人，患ＣＨＦ，死亡率甚高，在六年之內，女性患者百分之六十五，男性患者百分之八十，所以要注意治療保養。

心臟衰竭可分為心臟壓出太過有力或心臟壓出無力，即CHF兩類，CHF又可分壓縮失調（左心室功能降低）或放鬆失調，二者皆不能將心臟內的血液適當的排出，故稱充血性心臟衰弱，有時症狀常介於兩者之間。

這位婦女訴說呼吸不順暢，晚上咳嗽加劇，躺下去更是咳不停，這種肺功能減弱和左心室心臟無力，是同一症狀，同時肝臟充血也會導致肌肉無力。她也可能因長期血壓高才導致CHF，將近一半的高血壓患者，不會感覺出心臟無力（可能走路後有點喘）。

一旦病情控制後，患者要注意食鹽和水分，不能過量，以免水腫，增加心臟負擔（經過藥物治療後，這位婦女體重減輕五公斤，因為各器官的積水現象全退了）。每日只能喝半杯葡萄酒，最好不要喝酒或酸辣食物。每天要適當運動，如步行、騎腳踏車等，鍛鍊使肌肉有力。如果心臟肥大到極度無力，只好開刀切除一部分，或是換心手術。

藥物治療上以ACE抑制劑的降血壓藥為主藥，需長期服用，以防止心臟再度無力。有水腫時加利尿劑，如那種不會使鉀鹽流失的利尿劑。毛地黃素 Digoxin 是使心室有力的強心劑，尤其適用於心房顫跳，或心室過急的病情。但是，如果可以不長期服時，digoxin 最好設法停服。比較嚴重的心臟無力，可能要再加血管擴張劑和 beta-blockers 之類的降血壓強心藥。

對一般健康的人來講，心臟實在是奇妙的器官，它的功能不只是運送血液而已。

# 口腔保健

每日都有顧客從牙醫診所拿處方過來藥局配藥，通常是消炎藥、止痛劑、或漱口水。去拔牙的人，嘴裡還塞著棉花，大概痲藥還有作用，雖然不痛，表情卻是苦不堪言。如果可以講話的，我會建議一些口腔保健預防的方法供參考。大部份的人尤其是新移民不知道用牙線來清齒垢。

齒垢 Plaque 就是牙齒之間軟軟黏黏的一堆細菌，吃飯後，如果沒漱口刷牙，那麼齒垢細菌就會將食物殘留的糖分澱粉轉化成酸性物，對牙齒表面的琺瑯質 Enamel 開始浸蝕，長期下來就會蛀牙。每日最少刷牙兩次，並用牙線 Dental Floss 及其他清洗器具清理牙縫。

牙刷有軟有硬，每個人的牙齦（牙床）Gum 性質略有不同，大體上用中等或柔軟一點的牙刷，比較不會傷害牙床牙肉。如齒垢沒及時清理，酸性物會與唾液 Saliva 中的礦物質結合，而形成齒石 Calculus（Tartar），齒石像水泥那樣硬，用牙刷或牙線是清不了，一定要去牙醫診所清除。一般來講，品質好的牙刷可用三、四個月，每年最好去洗牙一次。

許多地區的飲水加氟，對防止蛀牙很有幫助，只有極少數的人得天獨厚，從來不蛀牙也沒牙周病，大多數人從乳牙開始就會有蛀洞，因爲嬰孩不會漱口刷牙，有的還含著奶嘴入睡，更會蛀牙。台灣的牙醫師公會努力的目標，是讓每一個人活到八十歲時，至少還保留二十顆真牙。許多牌子的牙膏都添加氟化物、小蘇打 Baking Soda、或蘆薈 Aloe Gel 等，都有幫助。

美國的牙線種類多，大致可分加蠟 Waxed 或不加蠟 Unwaxed 兩種，大多數用尼龍線做的，較耐用，如用棉線做的既粗又易斷，不堪使用。有一種品牌「Poh」的牙線最細、最好用，有些行家顧客特別要求指定。牙線用手指拉不容易，附加一些道具略有幫助。去年，我的牙醫師幫我訂 Oral B 公司出品的電動牙線機「Braun」德國製造的，我用它來清理牙縫，每星期約兩次，節省時間，和電動牙刷一樣是懶人的恩物。

美國人一年中平均看牙醫兩次，每年花費在牙齒口腔治療及保健約值五百億美元。洛杉磯地區華人牙醫診所相當多，對消費者是好消息，但是，新材料新技術也增加費用。新式的植牙雖然過程痛苦，完成後與真牙不相上下，跟牙齒矯正一樣越來越普遍。

如果你刷牙時易流血，或牙齦紅腫，可能會形成齒齦炎 Gingivitis 要勤用牙線，注意口腔衛生，請教牙醫師，以免造成牙周病 Periodontitis。常熬夜、旅行，或睡眠不足的人牙齦易發炎，要有充分休息，再服消炎藥，才可避免牙齒被拔的危機，被拔之前最好再問一下有否補救方法，勿輕易拔牙。

口腔有口臭，有可能睡眠不足、牙周病、或胃腸有雜菌，不要只依賴除口臭的漱口水。口腔黏膜或舌頭易長白斑、潰瘍的，要補充維他命，不要太累，平時不要吃太燙太辣的食物，或請醫師開抗念珠球菌、黴菌的藥片或藥液。

在美國有兩種處方藥用於牙周病，一個是漱口水。

## 胃腸蠕動原理

餓的時候除了流口水外還會飢腸轆轆，甚至大腸告小腸。吃飯時，摸摸肚皮談笑風生，希望食物趕快往下推，預留空間還可再吃一點。年紀老了或身體不舒服時，不但不覺得餓，甚至腸胃脹滿。這些自然現象，到底是在那裡控制？我們已知心臟的節律器 Pacemaker，是一群細胞專司傳送電波使心肌收縮放鬆，讓心臟有規律的跳動，胃腸的蠕動呢？

加拿大 McMaster 大學的生理學家 Jan Huizinga 於今年發現，胃腸內有一群節律細胞，用來避免腸壁肌肉的隨意收縮或強力收縮。以前也有人懷疑是腸壁內的間隙星形神經細胞卡哈耳 Cajal，直到最近 Huizinga 跟他的同仁的研究，才證實卡哈耳細胞有節律蠕動的作用。

他們解剖小白鼠小腸內的卡哈耳細胞，用顯微電極測量出細胞表面的電流，發現到源源不斷而且有規律的帶正電離子。Huizinga 相信這個電流加上食物引起的神經傳導控制小腸的蠕動。

當卡哈耳細胞表面的電壓高時，腸肌的鈣管道張開，鈣離子流進，引起腸肌收縮，當卡哈耳細胞的電壓低時，腸肌放鬆，而形成規律的蠕動，Huizinga 博士發現小白鼠的小腸每分鐘有十二次的收縮，胃的收縮每分鐘只有三次。經由星形卡哈耳細胞產生的持續電流，使腸肌有規律的蠕動，食物才可順利通過小腸。

這個發現可能對腸肌不能自然收縮的人有幫助，嚴重的患者只能依賴胃管注入流質食物，藥學家可以針對星形卡哈耳細胞設計新藥來刺激腸肌，使它正常蠕動。

目前消化不良或容易脹氣的人，可服用消氣丸 Antigas，有效成分是界面活性劑 Simethicone，能將大的氣泡變成小氣泡而通過小腸，或服用活性碳 Activated Charcoal 可吸收腸胃發酵生成之氣體，也可服用含各種消化酵素（澱粉酵素、蛋白酵素、脂肪酵素等）的製劑，使食物迅速分解，有利消化。乳酸菌製品也可以整腸。

處方用藥也有幾種成分可促進胃之排空，紓解胃腸停滯，有的兼具止吐及防止胃酸上逆之作用，亦可減輕胃潰瘍及十二指腸之症狀。如 Domperidone、Metoclopramide（Reglan）、Cisapride（Propulsid）等；相反的，腸絞痛或腹瀉時，服止瀉劑如Diphenoxylate（Lomotil）、Loperamide（Imodium）等可阻止腸肌的收縮，減緩小腸的蠕動，這些藥品也許對腸壁內的卡哈耳神經細胞有所作用。

寫到這裡肚皮扁了，覺得有點餓，感謝父母他們賜給我的卡哈耳節律細胞，數十年來功能相當正常，每日三餐少不得。

# 肝病—國病

我想並不是因爲孫中山先生死於肝癌，而稱肝病爲國病，肝炎與肝癌自數萬年前即存在於蒙古人種（尤其是B型肝炎），包括華人、愛斯基摩人。目前已知肝炎病毒有七種，在台灣和中國流行的主要是A型、B型及C型、其他D、E、F、G較少見。

A型肝炎屬於腸病毒，經口、經食物傳染，是急性傳染病，約百分之三的患者會死亡。台灣地區每年夏季約有一千病例，主要症狀是黃疸、嘔吐，患者恢復後會產生抗體，終身免疫。今年美國開始有疫苗，適宜未感染者，前往未開發無污水處理地區旅遊時注射。

較可怕的是B型及C型，亦被稱爲隱形殺手。無病徵，患者不知情，一旦病發往往是末期，來不及醫治。因此，平時血液肝炎的篩檢，是唯一可以預防，可以早期治療的方法。B型及C型肝炎病毒與愛滋病病毒類似，是經由血液感染，或是母子垂直感染。

以前不知道要換針頭，打補藥、打疫苗、紋身、針灸，甚至醫院的治療都是傳染B型、C型的途徑，有的人是因手術需輸血或吸毒打針而受感染。大部份是慢性感染，即肝炎病毒可以潛伏體內數年甚至數十年而不發病。因此，使用公筷母匙，注意飲食衛生只能預防A型，對經血液傳染的B型及C型，是沒有幫助的。

十幾年前B型肝炎疫苗，首先在台灣大量使用，起初有些人反對把自己的孩子當試驗品，現在證實疫苗極有成效，初生兒就開始注射疫苗，效果百分之百。台灣近十年來，已無十歲以下孩童患肝癌。有可能數十年後，被尊爲國病的肝炎肝病，會成爲歷史名詞。

藥物（包括酒精，某些西藥及中藥、毒野菇等）中毒也會引起肝炎。如果是慢性，通常驗血時，肝功能指數會上升，除了補充維他命B群及肝精外，有些藥草如奶薊素、silymarin、薑黃、地黃、甘草等都對肝功能的恢復有幫助。這一類的健康食品對B型、C型肝炎的帶原者或帶抗體者也能幫助肝的正常運作，延緩肝硬化、肝腫瘤、肝癌的發作。

最怕的是喜歡亂吃藥、愛喝酒，又不知道去驗血看有否肝炎。

如果同時患B型及C型肝炎，那麼演變成肝癌的機率是百分之八十五，只患其中一種，得肝癌的機率約百分之四十。早期發現時，肝腫瘤在三分公以下，可以試用肝部份切除（肝細胞可以再生）；冷凍法殺病毒；栓塞法斷絕腫瘤的血液供應，無水酒精注射法將病毒毒死。視病情及醫院設備而定，皆可救一命，多活幾年。目前以肝移植手術最成功，永除後患，只是良肝難求，器官捐贈還不普遍。

血液檢驗要針對B型及C型病毒標記檢查，血清中甲種胎兒蛋白檢查，以及肝酵素GOT、GPT值的測定，以上數項檢查都正常，才能保證肝沒問題。九月二十日在洛杉磯僑二中心，由華美癌症協會主辦的「肝炎與肝癌，講座與篩檢」，請三位專科醫師講解肝炎的類型，肝癌及外科治療法，一位藥師講解B型和C型肝炎的藥物治療（併用干擾素注射及 lamivudine, ribavirin 等抗愛滋病藥口服，有將近一半可治癒）。

難得的是除了大型講座外，另有兩百多位華人獲免費或低費肝炎篩檢，主要是來自關島張文惠夫婦（張先生獲肝移植成功）的善心捐款及葉通安遺族（葉先生半年前因猛暴型肝炎去世）的多方協力，才順利舉辦，目的是提高南加州華人對肝炎之認識，場面溫馨感人，希望每年都有類似的有意義的活動。

# 腸病毒淺談

一九九八年春天，台灣異常炎熱多雨，截至六月八日，已證實有一百三十五件嚴重病例，其中三十一名幼童因感染腸病毒 Entero 七一而死亡，幸有幾位優秀的小兒科醫師及早提出警告，衛生署在病例不斷出現之後才勉強成立危機小組，每日監控疫情之蔓延程度，由北至南，全台灣已成疫區，以中部病例最多。據專家估計至少有五十萬幼童會遭受腸病毒的感染，既無疫苗也無治療藥品，造成人心惶惶，不知如何保護幼兒。

甚麼是病毒？病毒 Virus 是最簡單的生物，而且可能是比科學家還聰明的單細胞。像年年不同的流行感冒，就是變化多端的病毒引起的，從鼻腔侵入的普通感冒病毒，竟然有一百二十多個變型 Serotypes，肝炎病毒也是越研究越發覺它們實在是不簡單。

腸病毒 Enterovirus 聽起來有點陌生，其實它與人類和平共存已經幾十萬年了，在一般健康兒童的腸壁都可以找到，大多數腸病毒對人體是無害的，不會引起甚麼病，只是少數幾種會致命，小兒麻痺 Polio 就是其中最著名的。它經口侵入後，在咽喉、淋巴，及腸壁繁殖，一星期後發高燒，其中只有一%～〇・一%會傷害脊椎神經，引發腦性麻痺及單邊肌肉麻痺萎縮。

約五十年前，即太平洋戰爭前後，曾爆發世界性的小兒麻痺傳染，兩歲以下幼兒感染後，絕大多數無病徵，三歲以上的孩童或大人感染後往往造成永久性的殘障。甚至呼吸麻痺而死亡。一九五七年的沙克疫苗以及一九六三年的沙賓口服疫苗戰功宏偉，四十年後的今天，小兒麻痺病毒已在全世界絕跡了。

腸病毒另一明星是 Entero 七二，也就是A型肝炎 Hepatitis A，主要是經由污染的食物傳染的。十年前在中國上海曾經大流行，聽說原因是一艘運裝人體排泄物的船，回程時從鄉村載運鮮魚回上海市場，由於腸病毒耐高溫、耐酸鹼，所以即使魚煮熟了，吃下去，病毒還會作怪，傷亡慘重。世界各地每年都有零星的A型肝炎發生。

腸病毒屬於 Picornaviridae 這一科，科名的意思是很小的RNA病毒，目前已編號到七十二種，即小兒麻痺病毒 Polio 1. 2. 3.；高沙奇病毒 Coxsackie A1-24、B1-6；ECHO 1-34；腸病毒 Entero 68-71；A型肝炎 Entero 72（Hepatitis A）。

這次台灣腸病毒的流行，尚未追蹤出來自何處，有可能來自東南亞或中國華南地區（像去年豬仔的口蹄疫），學童一起上課玩耍經由講話唾液及雙手觸摸，沒洗手就拿食物吃等而傳染。病毒入口後在腸粘膜繁殖，然後從大便排出，大便後如果沒有好好洗手，很容易傳染給別的孩子，少數不幸的，抵抗力弱的就會造成腦性麻痺、腦膜炎或心臟炎而死亡。

希望台灣政府能加強民生建設，改善衛生設備，建立污水排放淨化系統，提倡飲食衛生習慣等等永久性的淨化生活環境。台灣幼童每年接受的疫苗注射種類之多已名列世界前茅，仍然飽受傳染病的威脅。台灣居民但願能從這次腸病毒的傳染中得到教訓，不是自掃門前雪就可以安居，還要有台灣人生命共同體的觀念，愛家、愛鄉、愛台灣。

# 骨質疏鬆症

現代人養尊處優，不僅不需挑擔提重，連走路都有四輪代步，骨頭越來越不受重用，骨質自然流失疏鬆，尤其是美國婦女，拿把陽傘都懶，有的甚至車門都要等人來開，老了不是沒孫抱就是有也抱不動。所以才會有四十五歲以上的婦女百分之五十，和七十五歲以上的婦女百分之九十患骨質疏鬆症（以下簡稱骨鬆症）。

男人也會骨鬆，只是男人或大塊頭的女人骨頭比較重，本錢雄厚，流失比較慢。骨一鬆，一跌倒一碰撞難免骨折骨碎，有一位老太太被年輕的孫女親摟之後，痛得不得了，原來肋骨兩根斷裂。股骨跌碎是五十歲以上婦女需人照顧原因之一，也是第十二大死亡原因。

骨鬆的速率隨年齡增高而加速，一般三、四十歲時骨質還可保持最高密度，以後每年降低百分之六至百分之八。超過五十歲後，股骨跌碎的危險性每十年增加一倍。婦女停經後或雌激素本來就低的人，骨鬆率加速。吸煙、喝酒及喝咖啡成癮者也較易骨鬆症。

長期服用藥品也易造成骨鬆症如：

1、類固醇 Prednisone 等，會阻止胃腸對鈣質的吸收。

2、腦神經藥品 Dilantin，會妨礙 Vit D 的代謝，降低鈣的吸收。

3、利尿劑 Lasix 等，會增加鈣質的排泄流失。

4、甲狀腺素 Thyroid Hormone。

5、含鋁的制酸劑等。

欲增加鈣的吸收，除了補充鈣片之外，最主要是增加飲食，多喝自來水（煮過最好，過濾的水含鈣量通常不到四分之一），我們每日需要一克到一克半的鈣質補充。古早人極少有骨鬆症，可能他們壽命不長，也可能他們的食物粗糙，含鈣量高，看他們以前用的尿桶，鈣的沈澱極多。像蛋殼、餅乾、小魚干、小骨頭、軟骨等，含鈣量最高。

含草酸 Oxalic Acid 及 Phytic Acid 的食物如菠菜、麥糠、核果，及豆類等易與鈣形成不易溶的鹽類，不利吸收。服用鐵劑，四環黴素 Tetracyclines，及含鋁的胃乳胃片等藥品最好與食物分開兩小時，才不會干擾鈣的吸收。不過有時鐵劑就是需飯後吃才不傷胃，往往顧此失彼。

最普通的鈣質依次是碳酸鈣、檸檬酸鈣、葡萄糖酸鈣乳酸鈣及磷酸鈣。碳酸鈣廣含於水、海鮮、骨類，像 Os-Cal 這一牌或所謂的珍珠粉都是從蚵殼磨煉出來的，應該買便宜的牌即可。碳酸鈣入胃後會分解出二氧化碳，即易脹氣。所有的鈣片都會引起便秘，所以需多喝水，只要多喝水就不必擔心會腎臟或膀胱結石。當然，有過腎結石的人及服用毛地黃素 Digoxin 強心藥或利尿劑者，不可服高單位鈣片，適量即可。

目前在美國有兩種有助增加骨質密度的藥品，即是 Miacalcin 噴鼻劑（Calcitonin-

Salmon）及 Fosamax（Aminobisphosphonates）。Miacalcin 是一種蛋白質荷爾蒙，對停經五年以上的婦女能減緩骨質的流失，增加脊椎骨的質量，減少腰酸背痛，對沒補充女性荷爾蒙的人是很有幫助。每一小瓶的噴鼻劑可以用兩星期，即每日噴一次，可噴十四次，左右鼻腔輪流噴，以免鼻腔刺激過份。男人也可使用。

Fosamax 不是荷爾蒙，但可增強骨質，減少骨折、駝背或矮縮。通常大清早服一粒十 mg，再喝一杯溫水，最好一小時後才吃早餐，爲避免胃酸上逆，服藥後不可再躺下，如果服藥後三十分鐘就吃早餐，那麼 Fosamax 的吸收率就降低三分之一，服 Fosamax 時最好不要服女性荷爾蒙，但是要補充鈣質及 Vit D。再隔兩三年會有新的增強骨質的藥品問世。

## 關節炎的治療

關節炎約略可分三種類型：

一、退化性骨關節炎 osteoarthritis：由於年齡或體重的關係，關節部位產生病變，骨質疏鬆、軟骨萎縮、或長骨刺。

二、類風濕關節炎 rheumatoid arthritis：身體的免疫系統攻擊關節組織，造成腫痛，並使關節變形，患者女性比男性多三倍，會遺傳，病因不明。

三、細菌性關節炎 septic arthritis：由於各種細菌感染引起的，或是各種傳染病的併發症狀，需用適當的抗生素治療，抽除腫液，休息。

各種關節炎的共同症狀是會腫、會痛、僵直，影響起居行動及工作，患者渴望有消腫止痛的良藥。消腫痛的藥物主要有類固醇及非類固醇。類固醇以prednisone爲代表，非常有效，可惜不能久服，易引起水腫、腎病變。非類固醇消腫痛藥以aspirin爲代表，近三十年來陸續有ibuprofen, indomethasin, 及naproxen等比aspirin作用更強的止痛藥上市，它們的作用原理是抑制cyclooxygenase, cox酵素，而減少prostaglandins的生合成。副作用是傷胃，因爲prostaglandin也是保護胃壁不受胃酸侵蝕的主要成分。

近幾年又發現 cox 酵素可分爲 cox-一及 cox-二兩種，前者專司保護胃壁及增加血小板；後者專司引發腫痛。目前有幾家藥廠已提出只抑制 cox-2 的藥品申請，可望年底或明年獲FDA批准上市，其中包括孟山度公司的Celebra及默克藥廠的Vioxx

。這一類可稱爲第三代的 aspirin，將可免除傷胃的副作用，而保有消腫痛的作用。市面上一些非 aspirin 的止痛藥，如 acetaminophen 之類只能止痛，不能消腫。

對類風濕性關節炎，有時以上兩類藥物都沒作用，就要嘗試其他如黃金製劑 penicillamine、hydroxychloroquine 等，或與類固醇交互服用，最後不得已只好使用免疫抑制劑，如 methotrexate, cyclophosphamide、azathioprine 等劇藥，這些藥品往往有致命的副作用。有一種新的可以口服的膠原蛋白 type II collagen 與柳橙汁混合飲用，六個月後對類風濕性關節炎有顯著改善，研究者認爲胃中的白血球認同膠原蛋白是食物，不加攻擊，這些白血球再進入血液中，就不會對關節的膠原蛋白攻擊，而減少腫痛。

傳統的中藥草、按摩、針灸及推拿等，對關節炎的治療及復健也有一點幫助，只是要注意不少的中成藥含類固醇。健康食品方面有幾樣對退化性關節炎可能有幫助，如——

1、Glucosamine 加 Chondroitin

由蟹殼分離出來的 Glucosamine 氨基葡萄糖頁胺及 Chondroitin 軟骨膠，對關節損傷的組織有彌補作用，減輕腫痛。

2、Certo 加 grape juice

主含檸檬酸及檸檬酸鉀的鹼性食品 Certo，是可以中和引發關節炎的酸性物質，在九十 cc 葡萄汁中加十 cc 的 Certo，早晚各飲一次，直到腫痛消除。

3、不飽和脂肪酸 Cetyl Myristoleate 對某些少數的關節炎，不飽和脂肪酸肉豆蔻酯可以幫助組織復原而減輕腫痛。

4、鯊魚軟骨 Shark Cartilage 長期服用，亦可改善骨關節炎。

5、動物膠 Gelatine 亦有助保養退化性骨關節炎，富於豬皮、雞爪等食物中，亦有商品如 Jello 果凍，或 knox 膠粉等較方便。

## 類風濕關節炎新療法

大多數類風濕關節炎的患者發生於三十五～五十歲之間，只有百分之二十的患者發生在六十歲之後，年老婦女尤其容易患這種原因不明而且無法根治的病。目前僅知類風濕關節炎是一種自體免疫障礙，免疫系統攻擊關節的軟骨膠質，導致手腳關節的變形腫痛，患者的子女得病率比常人多三～四倍。

以往的療法是服用類固醇如 Prednisone，再加止痛消腫藥如 Aspirin、Ibuprofen、Naproxen 之類，長期服用導致腎臟衰亡、胃潰瘍、胃出血等嚴重的副作用，近年有較不傷胃的止痛消腫藥如 Etodolac（Lodine）及 Nabumetone（Relafen），或是添加護胃 Misoprostol（Cytotec）的產品如 Arthrotec，新的不傷胃的止痛消腫藥 COX-二阻斷劑如 Celecoxib（Celebra）、Meloxicam 及 Vioxx 等亦將陸續出品，基本上這些藥只是暫時的紓解病痛，無法抑制病情的惡化。

最近美國關節炎專科醫師比較敢用可以改進類風濕關節炎的藥物，對初期的已經正確診斷的病人施以 Methotrexate（Mtx）、Hydroxychloroquine（Hcq）、或 Azathioprine（Aza）等毒性稍多的特效藥，有時兩種甚至三種合一使用，以減輕副作用，往往有良好效果，其中以 Mtx 最受歡迎，因爲它價錢不貴，毒性易追查，如果較輕的患者可先用 Hcq（每日四〇〇—六〇〇 mg分二次服，主要副作用是嘔吐、視覺模糊、視網膜病變等），重者用 Mtx（每星期七・五 mg，即二・五 mg隔日服一粒，可增加到每星期十五mg，易瀉肚、肝損害、噁心等，要定期血液及肝功能檢查），如補充葉酸 Folic acid 一 mg/day，可減少一半 Mtx 的毒性。其他金製劑，Penicillamine（Depen）及 Cyclosprin A 等亦有用於類風濕關節炎的治療。

所謂免疫，簡單說是抗原 Antigen 進入體內，體內的免疫系統會產生抗體 Anti-body 來對抗抗原，在類風濕關節炎時血液中的白血球及 T-Cells，誤以爲關節的軟骨膠質是抗原而加以攻擊，其間還包括腫炎的因子 Cytokines 的聚集，有一種新藥 Etanercept（Enbrel）注射劑即針對阻斷某一種 Cytokines 而對類風濕有治療效果。

抑制免疫的類風濕另一新藥 Leflunomide（Arava）與 Mtx 同性質，可能是干擾 T-Cell 的增生，因而抑制 Pyrimidine 的生合成，使得 Cytokines 的數目減少，就不再腫痛了。頭三天每天劑量一〇〇 mg，以後每日二十 mg 即可維持 Leflunomide 對類風濕的藥效。

古老的傳統療法「吃骨補骨，吃肝補肝」，對類風濕是有效的，也就是每天吃各種軟骨，如沙魚軟骨素葡萄糖胺 Glucosamine 或膠原 Collagen（Knox），體內的免疫系統也慢慢會接受軟骨膠質，是有益身心的食物，而不再攻擊關節了。希望患類風濕關節炎的患者，能積極的找專科醫師用特效藥來治療，以利減輕病痛，提高生活的品質。

# 前列腺癌的預防

前列腺特異抗原PSA的主要發現者王敏昌博士，最近在台灣人的報紙，很詳細又淺易的解釋PSA的發現經過及實際上的檢驗功能，引起不少男士的關心。

通常年過五十，就有一些男士發覺夜晚要多起來一次小便，或是記得一小時前才上洗手間，怎麼現在又覺得有尿意。

簡單的辦法是買一罐有利前列腺的健康食品，像鋸棕果 Saw Palmeto；南瓜子 Pumpkin Seed 或加其他利尿的藥草抽取，大概有一半的機會，你可以減輕症狀。如果有醫藥保險，最好找泌尿科醫師詳細檢驗。

泌尿科醫師經常經由肛門以指診法，觸摸前列腺腺體，如稍有肥大或硬化，一摸就知道了。肥大的前列腺擠壓輸尿管，造成排尿的困難，令人有尿意猶未盡的感覺。前列腺爲何會肥大？

生化學家廖述宗教授認爲是DHT dihydrotestosterone 在作怪。ＤＨＴ是前列腺癌的主因，也是男性成熟必需的，換句話說，有了ＤＨＴ，前列腺才會成形，也才會射精。前列腺爲何在中年之後會持續肥大？這就因人而異了，以前的日本人、台灣人患前列腺癌或肥大症者約歐美男性的七十分之一，但是移民到美國之後，差距逐漸縮小，可能是美國的食物肉類、脂肪類太過豐富嗎？這就很難說了，吃素數十年的人也會前列腺腫大及生癌。

有一點十分確定的是，沒有睪丸的人（如太監），就無前列腺癌之慮。（據此，王博士認爲蔣介石生前曾患前列腺腫大症，應擁有睪丸才對，蔣緯國的說法真實性存疑。）

雖然血液檢驗ＰＳＡ值小於4，並不保證就沒有前列腺癌，一旦ＰＳＡ值超過24，則癌細胞生成的可能性就很明顯。一般來講，前列腺肥大時ＰＳＡ值就增加。前列腺發炎，指診及射精也會提高血液中ＰＳＡ值。因此，假定ＰＳＡ檢驗超過15，不必驚慌，過一兩個月再檢驗一次。如ＰＳＡ複檢值仍高，醫師可能會在指診之外，另取生體切片 biopsy，用顯微鏡觀察是否有癌細胞存在。

年過八十的男士約三〇～四〇%患有前列腺癌，然而致命的原因常是心臟病、中風、肺炎、跌倒意外或其他癌症等，而不是前列腺癌，因為前列腺癌成長很慢，經常要十幾年後才會擴散到人體其他器官。

所以，五十歲左右的男士比較需要前列腺的檢驗，一旦確定有癌細胞時，及時治療（化學療法、放射線、手術割除等），斬草除根以杜絕後患。前列腺癌細胞一旦擴散到骨頭，幾乎是無藥可救。

年歲超過七十的人，其實不必再擔心體重過胖、膽固醇過高或PSA過高，根據新一派的醫師的經驗，七十歲的人超過一半會活到八十歲，什麼都定型了，沒什麼好擔心的，生死有命，富貴在天，萬一有大病，開大刀跟不開刀似乎沒兩樣。五十幾歲的人就要注意身體的保養及檢查，預防勝於治療，及早發現治癒的成功率大。

最後建議滿四十歲的男士，隔三年、五年就要做PSA血液檢驗，滿五十歲的每兩年做一次PSA檢驗及前列腺指診，自從一九九一年開始採用 PSA 來篩選前列腺癌之後，雖然也經常帶給人假警報，但是提高警覺心，加上適當的治療，前列腺癌的死亡率降了6％，而且繼續下降。

## 飲淡薄

飲酒也有益健康，這似乎是一些喜愛杯中物的科學家，小心謹慎得出來的一種結論，針對的是美國第一殺手——心臟病。歷史上，美國諸州曾有幾次戒酒的歲月，但是私酒不斷，二次大戰之後，只有一些保守的小城市，表面上還戒酒，幾乎每家超市都可賣酒，而且便宜，但飲酒的習慣不像德、法和南歐那樣普遍。而這些每餐有酒的國家，居民患心冠病的比率明顯比美國少。

到底飲那一種酒才可以避免心臟病？據專家多方面的探討，每一種酒都有益心血管的通暢，是量的問題，就像阿司匹靈那樣，每天只要吃一小粒，就對心臟有幫助。不管是葡萄酒、米酒、啤酒或烈酒，只要不過量，都有同樣作用。

現在紅葡萄酒正暢銷流行，也有一點道理，聽一位種葡萄的朋友講，葡萄採收後壓搾取汁，如過濾掉果皮和種子再去發酵，出來的是白葡萄酒，如不經過濾，全部一起去發酵，出來的是紅葡萄酒。

有可能紅葡萄酒含較多抗氧化的成分 bioflavonoids，這些成分在蔬菜、果汁、綠茶和各種水果都含有。葡萄尤其是果皮含有特殊成分 resveratrol，它易溶於酒精，不僅有防止血栓的作用，而且也有防癌的性質。白葡萄酒雖然幾乎不含 resveratrol，仍然有防止血栓的作用。

心臟學家的建議是晚餐時喝一罐十二安士的啤酒、或五安士的葡萄酒，或一•五安士的烈酒都是適量，如加倍，對心臟反而有害。尤其女人或不勝酒力的男人，身體分泌解酒酵素較少，最好減半或不要飲酒。有一篇哈佛醫學院的報告指出，適量飲酒，就是每日「飲淡薄」的人，血液中的HDL高密度脂蛋白可增加十七%，也可防止LDL低密度脂蛋白形成阻塞血管的物質。通常需要每天打球或慢跑三十分鐘才能達到同樣效果。HDL是將血液中多餘的膽固醇帶回肝臟，LDL是運送膽固醇到每個組織細胞的。

一項調查九萬護士的統計報告指出，「飲淡薄」的婦女得心臟病的機會，比滴酒不沾或飲過量者少十四%。如已停經或年齡五十歲以上的婦女，適量飲酒者心臟病患率可降低四十%。年輕婦女飲酒固然增加生活情趣，卻大大提高乳癌患率，所以能不喝就不喝酒，尤忌要跟男生比酒量。

一旦飲過量的酒，不但有害心臟，易中風、高血壓、生癌，並且傷肝、暴力、意外事件、沮喪，甚至自殺。與其一晚喝六罐啤酒，不如分散成六晚，每晚一罐。如果希望飲酒有益身心，就應該像吃維他命丸那樣，每天一粒就是一粒，半杯就是半杯。

以下的人不適飲酒：

有肝病、心律不整，曾有出血性中風（腦溢血）、胃潰瘍、痛風、胰臟發炎或三甘酸油脂 Triglyceride 過高的人。

有孕或想懷孕的婦女，飲一點也不宜。

不能控制酒量或喜勸別人乾杯的人，家族有酒精中毒者。

正在服用抗過敏藥、止痛劑、安眠藥、鎮靜劑、降血壓藥等，最好要問醫生。要開車、船、飛機或操作機械者。

# 戒煙新藥

美國成年人吸煙人數雖已降了百分之四十，仍然有二千六百萬男人（二八・二％）和二千三百萬女人（二三・一％）每天吸煙，加上二千二百萬年紀十二至十七歲的少年已成爲吸煙者。儘管戒煙運動從各方面加強勸導，每天還是有三千名青少年加入吸煙行列。開發中國家的吸煙人數增加更是驚人。

六月初加州衛生局推出預算六千萬美金的戒煙計劃，大眾媒體的廣告之一是一位英俊小生，雙唇叼一支向下彎曲九十度的香煙，註解：只有吸煙者才需要偉哥Viagra。在美國有許多州不只是控告煙草公司，而且通過立法積極推行戒煙，因爲吸煙造成的心血管病、呼吸系統疾病、癌症，以及新生兒的各種缺陷，估計使美國醫療費用每年增加將近一千億美元。

戒煙的方法可分行爲心理及藥理兩方面，教育勸導、厭惡療法、集體療法及催眠療法等屬於行爲心理療法，藥理療法主要是尼古丁 Nicotine 取代法，輔佐以鎮靜劑提神藥。只有少數吸煙者因健康及家庭關係說戒就真的戒了，原因是煙草中的尼古丁令人上癮，而且成癮性非常強，不易戒斷。

尼古丁取代法的製劑中可分三類：

一、尼古丁口香糖，將一定劑量的尼古丁二mg或四mg吸收在Polacrilex樹脂中，可在口中慢慢遊離出來，想吸煙時就吃一粒尼古丁口香糖來代替。

二、尼古丁透膚貼片，將一定劑量的尼古丁塗在特製的透膚貼片上，依煙癮的輕重來選擇貼片的劑量，開始時從較高劑量貼，兩星期後改爲較低劑量。晨起貼，睡前除下，劑量漸減，最後就停止貼，也戒煙了。

三、尼古丁噴鼻劑，依煙癮輕重，一兩小時可噴鼻腔一次，尼古丁經鼻腔吸收，可滿足煙癮，幫助戒掉吸煙的習慣。

有些戒煙者意志力不足，或四週吸煙者眾，以尼古丁取代法不能乾脆戒煙，反而依賴尼古丁口香糖、貼片或噴鼻劑，最好加強心理輔導，或以藥物協助。對戒煙有幫助的，ＦＤＡ核准的藥物有兩種：

一、Clonidine（catapress）

本來是降血壓藥，後來發現它有鎮靜作用，可用於過動兒的治療，也可平衡戒煙、戒酒者的戒斷焦慮，劑量是〇・一mg、〇・二mg及〇・三mg，有藥粒，也有一片可貼一星期的透膚貼片。

二、Bupropion（Zyban）

它可能會增加腦內分泌度巴明 dopamine 及 norepinephrine 等使人舒服的成分，而減少因尼古丁上癮引起的渴望。它也是一種抗憂鬱症的提神鎮靜藥，通常劑量是一五〇mg，每日一次或兩次，較常見的副作用是口乾，不易入睡。

香煙的煙是煙草燃燒後，產生的小分子化合物微粒，其中含放射性磷質（來自種植煙葉時施放的磷肥），及其他許多引發癌症物質，所以吸煙及吸二手煙的人易患肺癌。煙草中的尼古丁是有興奮及鎮靜作用，對呼吸道、心臟及胃都有刺激作用。戒煙後很明顯的會改善肺氣腫、支氣管炎及咳嗽等症狀。一年後患心臟病的機會顯著降低，戒煙七年後膀胱癌的患率降至平常，十年後患心臟病的機率與不吸煙者一樣，十五年後，患肺癌、口腔癌和咽喉癌的機會以及壽命與不吸煙者一樣。

戒煙後可能是新陳代謝率降低，大多數人都會胖一點，也會增加鼻腔的過敏，改變口腔及腸胃的細菌平衡，所以非常不習慣。可以利用藥物來減輕症狀。整體講起來，戒煙的好處遠勝於戒煙的難處。你或是你的親人需要戒煙嗎？找你的藥師幫忙是對的。

# 平心靜論吸煙

吸煙是一種享受，對許多人來講，吸煙可能是僅次於性交的快感活動，飲酒要飲到半醉才會達到高潮，而每一支煙都會達到輕鬆和小小的高潮，都可以滿足腦部的獎賞中心。

如果把酒精和尼古丁都當做藥品而論，吸煙是直接將燒熱的尼古丁氣體隨著煙（燃燒不完全的固體微粒）吸入肺部直接進入血液，不像酒精需經胃腸肝臟，換句話說如飲煙草湯，則尼古丁的藥效大概不到用吸的十分之一。嚼煙草跟嚼檳榔一樣是利用口腔粘膜，吸收麻醉成分經血液而達到腦部。

煙酒和檳榔的主成分是會上癮，一旦上癮不易戒掉。人性有弱點，寡人有疾，香煙美酒當前，能不動心者幾希？實行殖民政策的政府，就厲行煙酒的專賣，是稅收的主要來源。

一九九九年一月十四日美國總統建議每包香煙再抽取五五¢的稅。過去二十年來，各州加諸於煙稅已佔零售價的大半。可憐的吸煙人，每天付的稅比百萬富翁還多，還慷慨，你勸他們戒煙，每一個人都說不知戒過多少次了。

美國人吸煙的比率於一九九二年達到最高峰，百分之八十的吸煙者從小於十八歲就開始抽煙。吸煙者之中有百分之三十三的人會英才早逝，健康保險公司對吸煙者特別加高保費不是沒理由的，因爲老煙槍易患心臟病、肺癌、肺氣腫、氣管炎等疾病（一九六〇年代即有充分的醫學證據）。

吸煙者的肺就像火爐那樣逐年變黑，煙焦油含多種致癌物，還包含放射性磷（種煙草時用的化學肥料，磷質都集中在葉片上）。其實讓吸煙者捨不得的是尼古丁，而尼古丁本身除了會上癮外，對身體利害參半。因此，近年來藥廠積極推出尼古丁吸劑（無煙香煙）、尼古丁透膚貼片、尼古丁口香糖等製劑，用來幫助戒煙。十年來我在藥局幫助數百位想戒煙的人，大部分成功了，只有極少數意志不堅者，移情別戀，愛上尼古丁製劑。

也有不少勇士說戒就戒，英文叫「Cold Turkey」，令人佩服。當然其中有一些會禁不住誘惑，很沒面子的偷偷地又吸起來了。

據我的觀察，戒煙後，可能是腸胃機能的改善，有三分之二的中年人都胖了，增加體重太快易引發糖尿病、高血壓、關節等意想不到的毛病。有的戒煙者面臨胃脹氣和花粉過敏的挑戰。如果戒煙之同時，節制飲食，注意體重，適當運動，培養新的興趣嗜好，則更有益身心。

這幾年一群貪心的律師在各州同時發動對煙草業的控訴，終於讓煙草公司這個大巨人倒地投降。各州政府紛紛索賠億萬醫療費，律師團則賺取天文數字的服務費。這項費用都要加諸於天真無邪的中小學生身上，只要他（她）們一不小心嚐了禁果（煙），往後這一輩子就要付出更昂貴的煙稅。

目前美國的煙草公司集中火力於海外市場，尤其是毫無警覺防備的中國青年。現在全世界的吸煙者有三分之一是在中國，四十年後有可能佔二分之一，每年會有三百萬人因吸煙而致命。一九九六年的中國，有一半的人認爲吸煙無害，不知吸煙會致肺癌，可能是中國城市的空氣污染太嚴重了，小小香煙算甚麼。

加州全面禁止公共場所吸煙，兩三年來二手煙的害處已顯然減少（餐廳賭場的服務員、調酒師的健康狀況明顯改善）。過去每年有四十萬美國人死於和吸煙有關的疾病，每年醫療費用五百億美元，由於預防政策和教育的推行已逐年下降。

目前已證實煙草中的尼古丁可以促進腦中度巴明 Dopamine 的分泌，有助於減緩巴金森症（無煙香煙可用來治病），戒煙的困難度與腦內度巴明分泌的高低有關，也是和每一個人的基因有關。如果吸煙時度巴明分泌較高，則不易戒煙。不過幾乎每一個吸煙者經過急診室、開刀房（尤其冠狀動脈抽換血管繞道手術）之後，都下決心戒掉了，雖然爲時已晚，但是早戒一年就可以多活半年也是很明智的抉擇。

# 疣

在手掌或腳底長一個或數個像雞眼那樣圓圓小小的硬皮，它可能是尋常疣 Verruca vulgaris，也有人在皮膚上長像魚鱗片那樣，扁扁排得有點整齊的扁平疣

Verruca planae，另外有一種線疣像細長的零贅肉，這些由病毒侵入引起的疣 warts，自幼童開始就可能經常發生，有的三至四個月會自動消掉，有的也存在數年不變，甚至會蔓延到其他部位。

疣是會傳染的，如果與家人共用面巾浴巾，其中一個人長疣，其他家人也可能受到感染。疣通常不痛不癢，但是常去抓它，經由指甲，病毒會侵入皮膚其他部位。疣長在腳底或手上拿筆用力的部位，受到壓力時才會痛。以前醫藥不發達，鄉下人點香來燒雞眼，竟然說不痛，覺得奇怪，有的隔一兩個月要燒一次，因爲有的疣深入真皮組織，不易根除。

在藥局有賣數種點疣的藥水，主要成分都是水楊酸 salicylic acid，要有耐性的慢慢將疣溶解掉，幸運的話兩三星期就好了，也有用貼的膠布，盡量不要去傷害附近正常的皮膚。除了扁平疣可以不理它之外，最好一發現就請醫師用雷射把它燒掉。點香燒它也可以，但是要燒到痛處才可避免疣病毒又再活躍。不要用指甲或刀片去切它，以免感染到正常的部位。

在美國有一種性器疣 genital warts，是相當普遍的性病，約十分之一的成人受到感染，尤其是早熟、濫交、不肯用安全套的人比率更高。據疾病控制中心CDC的推測，每年有七十五萬青少年罹患這種性器疣 genital human papillomavirus（HPV），可怕的是百分之九十五的子宮頸癌是由這種HPV病毒引起的。

已知的HPV病毒有七十多種，其中有兩種造成常見的性器疣，例如菜花condyloma acumninata，長得像花菜那樣密密的一大片，大多數患者毫無異樣的感覺，甚至不知道自己得性器疣，到目前爲止，所有的治療方法也只限於症狀的減輕，疣病毒是不易根除的。醫師可能用冷凍（用液態氨將疣凍乾掉）、塗強酸腐蝕疣，用鬼臼（八角連）浸膏 podohyllin resin、podofilox gel，以毒攻毒的消除疣病毒，實在都不行，只好動手術或雷射切除。

八角連的製劑，尤其是毒性較低的 podofilox（Condylox），可以在醫師指示下，在家裡自己塗擦，三天即見效，停四天後，再擦（早晚各一次）三天，四星期爲一療程，復發率約百分之三十。近幾年也有製藥公司從免疫系統方面來動腦筋，注射干擾素 interferon 或擦 imiquimod（Aldara），幫助體內的免疫系統確認疣病毒是一種外來體，而自動攻擊消滅它。

以百分之五 imiquimod 軟膏來塗性器疣，每星期塗三次，睡前塗翌晨洗掉，十六星期後，治癒率女性是百分之七十二，男性百分之四十，復發率低，副作用是紅腫和癢，大多數不嚴重，可以忍受，持續治療有良好的效果，希望不久就會有HPV的疫苗上市，永絕後患。

# 痣與胎記

每一個人身上都有痣（Mole）或胎記（母斑，Nevus），例如蒙古人斑 Mongolian Spot，百分之九十的亞洲人，美國原住民和黑人嬰兒的下背部會有藍暗色的斑塊。有的母斑胎記會在成長中消失，少部份根植於真皮層，就會永遠存在。痣或胎記是由於皮膚色素和血管不規則的增生，有的平滑，有的突出，絕大多數是良性的，但是也有可能是癌病變的前身。

新的痣通常是平的，日久才會慢慢突起。如有下列幾點變化，就要注意可能變成基底細胞癌或惡性的黑色素瘤。

在痣的基部長色圈。
痣有長大的樣子。
顏色有變化或加深。
痣上的毛掉了。
痣的周圍潰爛或流血。
因此，痣斑如能用酸或雷射去除就要趁早，尤其位於嘴唇、手掌或腳底的黑痣，長期磨擦會有惡性成癌的可能。
「太多人把顴痣當做黑斑猛擦藥。痣安然無恙，皮膚卻壞掉了。又有人爲了肝斑猛吃保肝丸，以爲是肝功能不好。」以上這段話是『皮膚病的認識』一書的作者，慈濟醫院皮膚科主任王肇陽醫師在自序中講的。它是一本簡明圖文兼俱的皮膚病圖譜，是家家必備的參考書。七八年來在藥局我常借給患者看，幫助他們對病情的認識。
上次刊出「疣」（Warts）之後，有一讀者問我疣和痣是否一樣，疣是病毒寄生而引起，是會感染的；痣是天生的，絕大多數是良性的。有一種垂疣外觀介於兩者之間，中年以後常有突起的小黑斑在頸部。又有一種老人斑，亦稱壽斑，其實是日曬引起的脂漏角化症。

胎記和痣很難區分，可能出現時間有先後之區別，但本質是一樣的。像青春期之後才出現的黑痣（戶蠅屎痣），全身各部位都會長，其實也是天生註定母斑的一種，學名叫 Nevocellulur Nevus。白種人小孩較顯著的雀斑，在中年之後自動消失，也是一種胎記母斑。痣或胎記與命運無關，勿聽信面相師之胡言（政治是否清明，交通是否暢通安全，住家是否安寧等和運命則有密切關連）。

國人較常見的斑痣有脫色胎記、貧血胎記（外觀和汗斑極類似）、顴痣（孫氏母斑）、太田母斑、葡萄酒斑、草莓痣、脂腺胎記（自幼出現，黃色蠟樣、無毛、粗糙的斑塊，宜早期切除，以免癌變）。會長毛的貝克氏痣和先天黑色素母斑等有病變之可能，不宜久留。

記得高中畢業後我的後頸部長一粒痣，我自己看不見，是理髮師先跟我講。後來逐年突出變大，我手指可以摸到，理髮時常意外被割傷。忍了二十年，終於請醫師連其他數粒不需要的痣瘤用雷射燒掉，前後不需五分鐘，不亦快哉。

# 足下平安——腳的保健

我們的一雙腳很容易被忽視，它又對病痛有極大的忍受力，所以除非真的不能走路了，我們常以「不管它」待之。現在讓我們來稍微對「足下」表示一點敬意。

每一隻腳有二十六塊骨頭，三十三個關節，和超過一百個的韌帶、肌肉，及肌腱，一雙腳的汗腺超過五十萬個，是相當不簡單的器官，雖然沒雙手那麼靈活，卻也忍辱載重，無怨無悔。它的各式各樣的小毛病才只有三百多種，小部份是遺傳的，生下來就有的，像八字腳、長短腳，大部份是由於長年累月的忽略與虐待。

現代的婦女雖然不受纏足之苦，但是自願穿高跟鞋，也是造成比男士多三倍腳部病痛的主要原因。約四分之三的美國人，多少有腳的毛病，卻很少因此去看醫生。即使如此，仍然有一千四百萬人在一年當中去看足科醫師 Podiatrist，約五千五百萬次，佔百分之三十九，其他百分之十一去看物理治療師，百分之十三看骨科醫師，百分之三十七看家庭科醫師。

最普遍的三種腳病是：1、感染（包括足癬，即香港腳 Athlete's Foot、灰指甲、蹠疣 Plantar Warts）；2、長雞眼和繭皮；3、趾甲內彎的問題等。

不嚴重時通常都自己治療，而且各有妙方。在美國比較乾燥，藥局有便宜又有效的藥膏，可以控制足癬，只要有恆心擦藥及懂得保健，足癬是可治癒的。以下是一些足部保健的要點：

一、避免赤腳在外邊走路或跑步，也不要穿拖鞋工作、開車或搬重物。

二、穿合適舒服的鞋子去工作或運動，好的鞋子應該要有堅固的鞋底，柔軟的鞋面、會透氣，適當支持腳弓等。

三、步行是足部最佳運動，偶爾蹲幾分鐘，也可促進腳腿的血液循環。

四、如無沐浴、洗洗手腳時，用溫水泡腳（可加點瀉鹽 Epson Salt）是享受也是保健良方。每天要換襪子。

五、不要用刀片去切腳雞眼或硬皮，以防受傷感染。溫水浸軟後，貼雞眼膏或用浮石 Pumice Stone 輕磨最好。

六、剪趾甲時不要剪成太短，也不要太彎向兩邊，剪直直的，略有弧度即可，以免造成趾甲內彎（太硬太窄的鞋子也會使趾甲內彎）。

七、懂得利用鞋墊、手杖、彈性襪，以及其他一些足部保健的用品。

有許多人的工作要長期站立，一雙好腳更是必要，如能保持適中的體重，減輕腳的壓力，也是釜底抽薪足部保健的方法。

## 新法製藥

兩百年前歐洲的藥學家及化學家，紛紛從植物抽取出主要的化學成分，而展開所謂「西藥」的領域。一八〇三年德國藥師 Serturner 首先從阿片膏分離出有效成分嗎啡，由默克藥廠於一八二〇年生產製造。可以說這兩百年來幾乎每年都有重要的天然藥物成分被抽取，並證明其化學結構及藥效。

二十世紀初合成化學逐漸進步，起初是簡單的有機酸，後來較複雜的天然成分也被一一克服而人工合成，最近三十年則連分子量上千上萬的蛋白質也巧奪天工地被合成，或以基因工程來大量製造，如胰島素 insulin、紅血球激素 epoetin、干擾素

interferon 等。在藥理方面知其然而不知其所以然的困境逐漸消除，不僅可以證明某種成分有藥效，而且知道它爲什麼有效，它的作用原理也越來越清楚了。

儘管科技日新月異，跨國大藥廠的研發新藥卻越來越困難。不僅新的化學成分篩選合成費時，加上動物試驗、人體臨床試驗的成本越來越高，好不容易通過層層評估上市了，有時卻爲了一項不大不小的副作用，而使十年心血及數千萬元的研發費泡湯，或是有一家捷足先登拿到新藥專利，其他藥廠馬上如法炮製，隔兩、三年也生產類似成分及作用的藥品來搶市場大餅。

到目前截止，新藥的研發像射箭一樣，經過多年的磨練，十支箭如有一支射中紅心，製藥廠就股票上升，開香檳酒慶祝了。

未來的製藥利器不是用箭射，而是重用電腦的快速分析，從症狀病因下手，找出基因控制的蛋白質，進而設計新的藥物成分。不是一、兩個成分，而是一系列的相關成分，就像機關槍一樣，希望百發百中。

以禮來藥廠研發偏頭痛新藥爲例，來說明新的製藥方法。首先看市場缺什麼，他們知道大約十分之一的人患嚴重的偏頭痛，而目前幾乎沒有什麼良藥，如研發成功，可能在每年十億美金的頭痛市場，佔一席之地。

第二步禮來藥廠的科學家認爲偏頭痛和 serotonine 接受體有關，前幾年他們已成功地在這方面發展出偉大的鎮靜劑 Prozac，老老實實的大賺一把。第三步他們要找出是那個基因在控制 serotonine receptor，然後用基因工程複製成千成萬的接受體，用來試測各種藥物成分。

由於微量分析儀器的進步，近幾年藥物化學流行「聯組化學合成」combinatorial synthesis，在不同條件下去合成，除了主成分之外，眾多的副成分也一一分離，供藥理篩選之用。接受體測試機器每次可以測數百種不同成分，再從中選出和接受體作用最大的成分，去做進一步動物及人體臨床試驗。

這種新藥的研究開發方法，可以在較短時間，從數百萬種成分中選出最佳候選人，以往每一成分試測須花費四千美元，新法只須十元。禮來藥廠預計公元二千年時，每年篩選一億種成分。從病症去找基因，再找接受體，再大量試測，聽起來好像很簡單，然而最重要的還是新主意 new idea 如何產生，以及如何選擇判斷，也就是人才的培養。

# 臍帶血

我出世時的臍帶和胞衣，照例是被埋在老家前庭的果樹下，也有可能送給阿狗師漢藥店，去烘乾磨粉做成「紫河車」藥材。將來我孫子的臍帶大概會在產房，由醫護人員先抽取出寶貴的臍帶血。臍帶曾養活他，說不定冷凍保存的臍帶血可以再救他或別的孩子一命。

在法國有一位五歲的男孩，突患罕見的 Fanconis's anemia，一種致命的白血症。兩年後即一九八八年，Dr. Eliane Gluckman 醫師利用男孩剛出世的妹妹的臍帶血，移植到他身上，竟然恢復造血機能，再度成爲健康活潑的孩子。現時在美國，平均每天有一位患白血病或其他癌症的孩童，接受臍帶血移植。

我們都知道骨髓移植可以救人命，因爲骨髓含造血的幹細胞 Stem Cells，能夠使患血癌或其他癌症的病人，經過放射線及化學療法處理後奄奄一息時，重新激發造血機能及建立完整一套的免疫系統。換句話說，幹細胞可以生成紅血球、各種白血球及血小板等等正常人所不可或缺的。

如癌細胞還沒擴散到骨髓，在做化療之前，可以先將健康的骨髓幹細胞抽取保存，等強烈的化療殺死所有正在分裂的癌細胞之後，再把骨髓幹細胞重新注回脊椎骨，有助於患者快速恢復造血及免疫機能。

如係血癌或骨癌，則不能用自身的骨髓，必需期待有相同配對 Matching 的旁人骨髓，往往連兄弟姊妹的骨髓也互不相容。

在這性命交關的時刻，假設他出世時的臍帶血還保存在凍藏的臍帶血庫 Cord Blood Bank，整個命運可能改觀。因爲臍帶血不僅含有豐富的幹細胞，而且即使是旁人的，也易相容，比骨髓較少排斥，同時臍帶血也較乾淨少含雜質。

一條粗一公分、長約六十公分的臍帶，可以抽取十五CC的臍帶血。在順利生產後，把臍帶剪斷時，只要花五分鐘，醫護人員就可抽集自助助人的臍帶血。不僅不必勞累母子，而且是廢物利用，保存了第二生命。血庫的化驗師隨即分析臍帶血的幾十種特性，包括有無先天疾病、污染感染，再將最主要的幹細胞分離濃縮編號，以利長期保存於攝氏零下一九六度的液態氮圓槽中。

臍帶血移植時，捐贈者不必忍受捐骨髓時脊椎穿刺之痛苦，臍帶血移植較便宜也較骨髓移植易找到合適的配對。

臍帶血除了治癌症之外，還可用於基因的治療。但是臍帶血的缺點是量少，不易採收足夠的幹細胞供將來移植之用。是不是每個嬰兒的臍帶血都是健康正常也是問題，如果四、五歲時真的患白血症，是否要再植入出生時臍帶血的幹細胞？還是另找健康孩子的臍帶血？

目前歐洲及美加諸國各大城市紛紛設立臍帶血庫，大多數提供大眾移植之需，到九七年底爲止，最小是四個月大的嬰兒，最大是六十四歲曾接受過臍帶血移植。雖然結果不是很理想，各地的醫師對臍帶血的移植經驗仍是不足，但是逐年改進，可以彌補骨髓血庫之不足。

欣聞台美人的「第二生命臍帶血基金會」在一九九八年二月二日於蒙特利公園市成立，希望能積極帶動華人及亞太裔的臍帶血庫的建立，請待產的母親向妳的婦產科醫師詢問，關於臍帶血的捐贈抽取，利人利己，何樂不爲？

# 生物時鐘

人的一生幾乎被「生物時鐘」Biological Clock 安排好了，例外者甚少。像懷孕期大約二百八十天，嬰兒期、幼童期、青少年期都有規則可循，甚至皇帝的壽命不會因爲命令百姓高呼千聲萬歲萬萬歲而有所增長，遵守自由民主的總統天天被另有企圖的人咒罵，他的壽命也不會因而減少。

常云生死有命，富貴在天，這個「命」這個「天」到底跟人體細胞那一部份有關？生物學家是很有興趣去研究的。

二十年前，許多生物學家認爲環境因素，例如光和溫度決定生物的活動，生物體內並無所謂生物時鐘。另外有些生物學家則相信即使有生物時鐘，也可能牽連全身，相當複雜，譬如神經系統、荷爾蒙的回饋反應等等。

由 Dunlay 博士領導的一群校際研究隊伍，最近發現每一個生物細胞都擁有一套簡單的細胞時鐘，不論是菌類、花草、果蠅、或是哺乳動物，都一樣在細胞核裡有特殊的計時基因，而且具有規律的開關設計，比舊時代的時鐘發條還可靠。

細胞計時的方法可以這樣解釋，就是在細胞核染色體內有一段啓動的基因即DNA，它會不停的製造一種蛋白質，這種蛋白質可以將細胞核內專司計時的DNA啓開，再由這個計時DNA命令細胞質去生產一種時鐘蛋白質。

每當這個時鐘蛋白質在細胞質中累積到相當高濃度時，開始聚成一雙一雙，這個成雙的時鐘蛋白質可以進入細胞核，找到啓動的基因，而開始阻擋它的作用，因而專司計時的DNA也就被停擺了，整個計時操作就告一段落，有可能不同的生物細胞略有不同的控制系統，但是毫無例外的是，整個過程從頭到尾都在二十二小時到二十六小時之間，跟地球自轉一週的時間相當接近。

在實驗室裡燈光可以控制整星期都明亮或都黑暗，然而細胞的時鐘並不因而有所改變，換句話說，基因決定一切，地球上的每一種生物都擁有大同小異的細胞性質，連生物時鐘也不例外。

當計時的基因被停擺後，這些細胞核內外成雙成對的時鐘蛋白質又會被細胞內的某些酵素分解而消失，啓動基因又恢復工作，周而復始。

這項微妙的計時機制有的還可以配合環境的改變，尙待生物科學家去進一步探討，如果你是大夜班的職工，長期下來，你體內的時鐘有可能會受到干擾而紛亂，影響你的身心健康。如果天生「暗光鳥」（貓頭鷹）或夜貓子，越入深夜越有精神，那麼有可能你的細胞時鐘的基因已經突變，像孔仲尼的學生宰予晝寢，上課時打瞌睡，是很自然的。夏日炎炎正好眠，身處熱帶地區或是過分忙碌的人，睡個午覺也有益身心。

## 防止老化的化妝品

我們的皮膚老化時會失去彈性，因爲皮膚的膠原及彈性組織越來越單薄，皮膚中的脂肪和水分慢慢減少，失去原有的光滑濕潤，最後不能抗拒地心引力而形成皺紋。另一方面，陽光的照射日積月累，也促進皮膚的乾化及黑斑、老人斑的形成。

市面上流行的化妝名牌，在廣告用語方面極盡心思，所謂化妝品 Cosmetics 基本上對皮膚的組織不會產生變化。

諸如「控制老化過程」、「延遲老化」、「修護」、「更新」、「對抗」、「回復青春」等等用辭，FDA都認爲屬於藥品範圍，應該提出新藥的申請，要一連串的人體臨床試驗，才能獲准上市，而且要言明副作用等等。

請你仔細讀化妝品的說明，它寫的是：補充皮膚天然膠原及彈力素；增加皮膚的含水性及光滑，使皺紋看起來減少；逐漸消除老人斑及雀斑，代之以清新、健康及年輕的肌膚；保證兩星期之後，看起來更年輕，繼續使用會使細紋消失。換句話說，化妝品就是化妝品，它只是暫時的、表面的。很可能只要你懂得臉部按摩的道理，每天花三十分鐘做臉部運動，只要用一般的化妝品，效果是可以預期的。

近幾年針對防止皮膚老化的化妝品，也確實含有一些成分，看起來還有點道理，簡介如下：

**1、維他命E和C：**

大多數防老化乳膏含抗氧化和抗自由基的維他命E和C，理論上維他命E和C，可以抵消因陽光破壞而產生的自由基，酯化的維他命C也可促進皮膚膠原質的再生。然而，維他命C是否真的防止皮膚老化，尚待進一步研究。

**2、A—酸（Tretion, retinoic acid）：**

處方藥膏 Retin-A 於二十幾年前上市，本來是用於青春痘的治療，發現它對表皮組織有加強作用，可以消除一些細紋。前幾年專門用來消除皺紋的 Renova 藥膏出品，作用較 Retin-A 溫和，但是對較深的皺紋還是沒辦法。

**3、潤膚膏（Moisturizers）：**

氣候乾燥地區是需要潤膚膏來維持皮膚的水分，最好是洗澡後，用潤膚膏來擦手腳，最能幫助皮膚的光滑溫潤。但是用潤膚膏來擦臉，往往助長青春痘的復發，尤其中年婦女要小心使用油性的潤膚膏。

**4、防曬SPF：**

許多化妝品都添加防曬的成分，SPF是陽光保護係數，如果SPF 十五表示擦了之後，你可以在太陽下活動十五倍的時間，才會被曬紅或日灼。譬如你皮膚較白，平常曬十分鐘就紅了，現在擦上防曬膏則需一五〇分鐘才曬紅。所以防曬是防止老化最基本的方法，因爲太陽的紫外線對皮膚傷害極大。

**5、天然藥物：**

各式各樣的天然藥物曾加在化妝品中，標榜有抗皮膚老化的作用，如蘆薈粘液Aloe vera。

牛的血清蛋白Bouine serum albumin。澳洲類似駝鳥的油Kalaya oremu oil。果酸Alpha-hydroxy acids。

琉璃醣碳基酸Hyaluronic acid。

原花色素Pycnogenol,bioflavonoids。

胎盤素Placenta。

海洋藥物成分，如魚蛋白Fish protein isolate，綠藻Green algae，海洋果酸M arine acids，海帶Sea-whip extract。

歸根究底，還是發明鏡子的人惹的麻煩，幾乎可以確定，如果沒有鏡子，也不會有化妝品。反過來說，愛漂亮的人如果沒有鏡子，那麼生活一定非常艱苦。

希望不久的將來有一種魔鏡，只要你對著鏡子看一分鐘，你覺得需要改良的地方，它都會遵望你的意願，讓你煥然一新，不必花那麼多錢，早晚往你的臉上一層一層的塗。

# 藥草製品安全嗎？

常在中文媒體可以看到或聽到神仙藥的廣告，許多老人家信而不察，花大錢買來吃，結果失望的多，如果沒吃出毛病來，算是幸運，因此而延誤醫療或加重病情時有所聞。每一種藥草有它特殊的成分，特殊的作用，不可能既強心提神又可治失眠，能降膽固醇、降血壓又可降血糖，只有慷慨的傻瓜才會相信不實騙人的廣告。業者及媒體都應自我約束。

美國藥草製品協會新近出版一本『The Botanical Safety Handbook』（藥草安全手冊），相當翔實，茲舉數例供大家參考。

**一、大蒜 Allium sativum 的球莖**

大蒜及大蒜精有降血糖、增加血中胰島素的作用，妨害血小板的正常功能，對某些人會刺激腸胃，影響視力。對小孩毒性甚大。懷孕及授乳時禁服。

**二、人參 Panax ginseng 的根莖**

人參及花旗參主要含強心配醣體，高血壓及心律不整者不可服用。有增強咖啡因及其他興奮劑的作用，如服過量有可能頭痛、皮膚疹、頭暈、發熱、出血。長期服用有的會失眠、心悸、頭痛、血壓高、減輕體重。嬰兒及授乳時禁服。

**三、麻黃 Ephedra distachya 全草**

含興奮劑麻黃素，常加在減肥或感冒配方中，有高血壓、心臟病、甲狀腺亢進、糖尿病、前列腺腫大者小心服用，或禁服。如有緊張、失眠、無食慾及想吐時要停服。不可用於十八歲以下。

**四、甘草 Glycyrrhiza glabra 根**

甘草素有類固醇的作用，服過量對腎臟及肝臟不利，有高血壓及糖尿者禁服。經常服用需補充鉀鹽。

**五、康復力 Symphytum officinale 全草**

康復力 Comfrey 藥草含毒性極大的 pyrrolizidine alkaloids，會傷肝，不可內服，只可用於外敷。

**六、卡瓦 Piper methysticum 根莖**

最新流行的肌肉鬆弛劑卡瓦 Kava，是南太平洋小島原產的胡椒科草本，只可短期服用，服多有害皮膚，憂鬱症者不可服。不可與酒、安眠藥併服，可能有習慣性。

**七、金絲桃 Hypericum perforatum 地上部分**

這種抗憂鬱症的藥草，久服會使皮膚對陽光敏感，易灼傷、腫炎，因此要特別注意勿曬太多。不可與酒、安眠藥、鎮靜劑等併服。

如果你看到的廣告只用俗名而無學名，沒有製劑標準及主成分含量時，就需小心。許多所謂學術報告只是針對小白鼠的試驗，消費者的經驗談是很難取信的。

讀者如果對該書有興趣或對任何藥草製品有疑問，可以電話三〇一—九五一—三二〇四，也可參考拙作『實用天然藥物』一書（台北大展出版社出版），電話美國六二六—二八一—九二二二　或傳真六二六—二八一—〇八八五。

# 另類治療

「我以後都不信任西醫了，你記得一年前我的膝關節痛嗎？看了七、八個專科醫師，做了好幾次的X光、血液檢查，開了一些暫時止痛消腫藥，吃了胃都很不舒服，我的關節還是痛。不是關節炎，不是風濕，也不是退化性，那是甚麼？我現在好了，你知道誰幫我醫好的？是 Valley 大道上面一位女中醫師。她很仔細看我的耳朵，然後在幾個關節地方拔火罐，再針灸兩針，竟然一次就好了，我不敢相信，又回去做兩次，現在你看，我又是快樂的女孩子了，你去年還擔心我會成爲劉俠第二，終身與風濕關節炎搏鬥。」

「好像聽妳說過，是去狄斯尼玩得太累之後才發病的，火罐把病毒真的拔出來了，你實在幸運，恭喜你。」

在藥局，每天都有人問小毛病如何治療，久久也有像上述小姐的實例，很高興的報告難症治癒的經過。幾年前就有一位外科醫師向我說，關節炎酸痛有時候除了止痛劑外，多加一種抗生素，效果很好。可能細菌或病毒也會引發關節炎吧。像有一種叫萊姆症 Lyme's，鹿蚤感染的細菌，也會引起關節炎，能及時服四環素及紅黴素則藥到病除。

有的醫師很科學又很自負，沒真正診斷出來病因，不開抗生素或其他可能治癒的藥。像胃潰瘍的主要病因是幽門螺旋桿菌，已經是全世界公認的事實，仍然有醫師不相信，或堅持要照胃鏡、要切片檢查才肯開消炎藥。有的病人就很生氣，認爲醫生存心不良，他們把你的病根治了，他們到那兒去找病人。

自古以來，巫醫、藥草仙、三代祖傳醫，一直到現代醫學院畢業的，其中必有一些見解非凡或勇於試新療法的。經過一段時間實驗後，新療法、新見解才慢慢被認定、被接受。而實際上每個時代每個地區，由於醫療資源的不同，同樣的病有不同的療法。雖然現代醫學尚待改進，大多數人還是信賴現代醫學，在絕望之餘才去探求另類療法 Alternative Remedy。如果新的療法經得起考驗，真金不怕火，最後還是會被納入現代正統醫療系統。

最近幾年藥草和健康食品之流行，還有許多保健治病方法也擁有不少信徒，大多只是生意經，是有點效，或無敗害，賺你一筆錢，明年他又廣告新花樣。要找出比正統療法更好、更有效的另類療法，不是那麼容易的事。甚至像腦神經外科也試過切除部分腦細胞來治巴金森症，利用頭皮的血管植入中風患者的腦部來防止再度中風，有許多傑出醫師嚐試了五年或十年，結果還是弊多於利，只好放棄。成功的例子，像心臟外科的冠狀動脈繞道手術，或用氣球打通尚未完全阻塞的血管，則被世界各國爭相接受。

中醫療法對歐美來講完全是無法接受的另類療法，可喜的是針灸已被承認，甚至被納入醫療研究系統，推拿按摩術也逐漸被接受。刮痧療法則惹出數十起虐待兒童的家庭問題，拔火罐呢？希望有科學家提出臨床報告，太極拳被認爲是老年人保健最佳運動，中藥呢？像有些百試不誤的湯方，也被一些老美樂意接受了。尿療法尚在推廣中，指尖放血聽說可以避免或減輕中風。

可惜一般人都沒受過科學訓練，對瞎貓碰老鼠的另類療法不能進一步的追查，像這位關節痛被治癒的小姐，也許有興趣多做這方面的報導，因爲她主修的是新聞學。

# 卡瓦及鎭靜的藥草

有些地區的原住民不知釀酒的技術，不懂喝酒的樂趣，卻知道從藥草中找出與酒類似作用的成分。像南太平洋的裴濟、三毛亞及東加島的住民，就以一種胡椒科植物卡瓦 kava（Piper methysticum）的根，製成一種褐色的飲料，廣用於祭典社交活動，正如美洲原住民用仙人掌 peyote，古柯葉 coca 那樣。

卡瓦 kava 飲料遠自一七七五年英國航海探險家 James Cook 船長，抵達該地區時，就曾飲過。傳統的做法是將 kava 的根放在嘴裡嚼，然後取出泡在水裡，這樣有效成份才較易溶於飲料中。由於德國學者近一百年斷斷續續的研究，kava 的特殊成分已知有 methysticin、yangonin、kawain、dihydrokawain、dihydromethysticin、desmethoxy yangonin 及兩種色素 flavokawin A、flavokawin B，有大腦生理作用的是 kawain 這類的 lactones 成分，通常 kava 的根含百分之五至八的有效成分 kavalactones。

kava 對人體的作用除了利尿、肌肉鬆弛之外，對腦神經有鬆弛鎮靜的作用，有一點幻想，有一點愛睏，通常精神佳，健談，易與人相處，它可能和 Valium、Xanax 等 benzodiazepines 一樣對腦部的 GABA receptors, gamma-aminobutyric acid 接受器有作用。它是會成癮的飲料，在盛行的地區，屢有像喝醉酒那樣的社會問題。長期大量服用會干擾視覺、造成皮膚病，並損害肝、心及肺。

由於健康食品製造商的宣傳，如果你會緊張、焦慮、怕見生人，或是有恐懼症，肌肉酸痛情形，可以試服 kava 的產品，先從低劑量開始，約七〇 mg kavalactones，上下午各一粒，必要時可以增至一〇〇 mg kavalactones，早中晚各一粒，kava 製品的缺點是作用慢，作用時間短，有時影響睡眠。

除 kava 之外，自古已有不少藥草被驗證有鎮靜、抗焦慮、助安眠的作用，舉例如下：

・**纈草根 Valerian**，用 Valeriana officinalis 的根，含四～八%精油，有特異之香氣，安眠、鎮靜、抗焦慮。

・**啤酒花 Hops**，用 Humulus lupulus 的成熟果穗，含精油〇・一～〇・五%，芳香苦味，用於釀造啤酒。

・**洋甘菊花 Chamomile**，用 Matricaria chamomilla 的花。含精油〇・二～〇・四%及類黃鹼素 flavonoids、apigenin，用於脹氣驅風、洗浴劑、外用消炎及鎮靜安眠。

・**百香果 Passionflower**，用 Passiflora incarnata 之莖葉，含與洋甘菊花相同的 apigenin 及其他多種類黃鹼素。

・**大棗和酸棗仁**，用 Zizyphus vulgaris 的成熟果實和種子，中藥用於緩和，神經強壯及安眠。

・**遠志 Polygala**，用 Polygala tenuifolia 之根，中藥用於安神益智，多夢失眠。

# 金絲桃是安神良藥？

德國學者對天然藥物的研究已有兩百年的業績，就拿最近被炒紅的金絲桃 Hypericum perforatum 來講，一九四二年 Brockmann 就已經發表其主成分紅紫色的結晶 hypericin，同樣成分他又從紅色黴菌中分離出來，一九五五年 Brockmann 的研究室完成 hypericin 的人工合成，並申請專利。

金絲桃科的植物約三五〇種，其中有一些含 hypericin，被當做安神藥來推廣是近十年的事。歐美人稱金絲桃為 St. John's Wort，聖約翰草，可能跟開花時間、花瓣的特徵等等的聯想有關，這種原產於南歐地中海沿岸的金絲桃，已隨洋人的足跡傳播到加拿大、美國，甚至在澳大利亞南部喧賓奪主，成為農民頭痛的雜草。同一屬植物中國及台灣也各有五、六種當藥用，僅限於外傷腫毒或內服消胃氣痛。

中藥用於安神除煩、健脾益氣的藥較著名的是酸棗仁、五味子、遠志、茯苓、紅棗、黃耆等。有一種敗醬料的纈草 Valeriana officinalis 則是數百年來歐洲公認最代表性的安神藥，歐美人一直都還在用，還等待著像金絲桃那樣一炮而紅的時機。

健康食品甚至處方用藥現都靠大眾媒體的宣傳介紹，像安神藥最暢銷的 Prozac，六、七年前也是靠製藥公司以雜誌封面、報紙整版、配合電視黃金時檔等連續安打而奠定「藥王」的排名，其他類似或甚至可能更好的安神藥只好排後面了。

金絲桃可以成為天然的 Prozac 嗎？這是一九九七年九月二十二日 TIME 時代周刊的一篇報導，有一點降溫的語氣，大概德國製藥公司沒事先打通關節吧。在德國排名第一的安神藥是金絲桃的製劑叫 Jarsin, Lichtwer 公司出品，而不是 Prozac。美國也有七、八個牌子上市，其中以 Lichtwer 美國公司出品的 Kira 最貴，每天藥費超過美金一元，即三〇〇mg，每天三粒，有的品牌原料還是德國的只要二十五¢（大包裝），而 Prozac 二〇mg每天一粒需費$二・五〇，能利用野草雜草抽取當藥品，不僅有效，而且副作用少，便宜又不需要處方，是提倡環保、健康食品的消費者樂於接受的。

去年 British Medical Journal 英國醫學雜誌有一篇回顧的論文，檢討二十三項臨床試驗金絲桃的報告，認爲大多數試驗期間短只有數星期，參加試驗人數少，對金絲桃的安神作用尚待考驗。跟現有的處方藥比較，或跟安慰劑比較，金絲桃製劑的藥效當然比較高（有可能是因爲草藥公司出資委託試驗的關係），有的安慰劑有效的百分比高達四〇%甚至五〇%，令人懷疑試驗對象是否選對人，結論大概是 hepericin 的安神作用比 diazepem, amytriptyline, imipramine 等相當或略優。

根據 ESCOP（歐洲科學藥草治療公司）訂的金絲桃製劑標準，除了 hepericin 〇・一～〇・五%之外還含至少十種其他有效成分如 hepericin 聚合體，quercetin, hyperoside, soquercetin, rutin, campherol, luteolin 等二～四%，另外需含 procyanidine 原花色素八%，hyperforin（與啤酒花忽布的主成分相近）二・八%，是從金絲桃地上部份的花及枝葉抽取濃縮製成的，在德國醫師開金絲桃製劑的處方，給輕微到中度憂鬱症、壓抑症、沮喪、恐懼，及種種心理壓力等，對嚴重的沮喪，甚至有自殺傾向的患者，金絲桃是不可用的。

所謂安神良藥是吃了之後心情比較開朗，態度進取，樂觀合群，易安眠，不會生活中充滿恐懼或憂慮等等，目前已有四、五類將近一百種這方面的現代藥品，金絲桃只不過是抽取自天然藥草，較新的產品而已。如果你有服用其他安神樂而想試金絲桃時，其他安神藥不要中斷，一段時日後可與醫師商談可否減量。

如果寫作賣弄文筆也是苦悶的象徵的話，過幾天我可能會買一瓶來試看看，聽說較嚴重的副作用只是 hypericin 吃太多會引起日光過敏，皮膚易灼傷。

（多謝黃重明藥師提供許多寶貴資料）

## 美國壯陽藥的旋風

美國是一個年輕力壯的國家，如何保持年輕力壯卻是大部分美國人夢想或努力追求的，從這一對諺語可以略爲解讀，「It is hard to find a goodman:好男難遇」，下聯是「It is good to find a hard man:遇偉男是幸」。在此 hard 是特有所指。隨著嬰兒潮的族群步入中年，如何持堅保泰變成越來越急迫的問題。

製藥公司過去分別用心於草藥偏方如育亨樹皮（Yohimbine），鋸棕果（Saw Palmeto）、人參等，或注射激素（Testosterone）、前列腺素（Prostaglandins）、罌粟鹼（Papaverine）等，最後不得已才用真空幫浦或手術植入氣球管。娛樂界則推出泡沫愛情小說及真槍實彈的成人錄影帶。過去十五年來，對愛滋病的警覺，接著克林頓總統性行為的被批判，似乎有一股禁慾之清流。然而今年四月中「偉哥」一問世，這顆藍色藥丸使美國男人又恢復年輕力壯的信心與歡藥。

在偉哥出世的頭兩個月，其製造商輝瑞藥廠已銷售出兩億美元，美國醫生寫了將近兩百萬張處方，目前正以滾雪球的速度衝向其他國家。偉哥是未演先轟動，在全球英文媒體製造了三百條頭條新聞，在網路已累積五千篇與偉哥相關的文章報導、廣告及趣聞，單是趣聞和漫畫，您就可以收篇成一本偉哥暢銷書。

美國第一殺手依然是心臟病、高血壓。輝瑞藥廠對這方面已有相當傑出的產品，在試驗新成分 Sildensfil（品名為 Viagra）的血管擴張藥效時，意外發現可以刺激陰莖海綿體的充血勃起，但是，如果沒有性慾或沒有感官的刺激，偉哥則無勃起的作用。輝瑞藥廠在臨床試驗時，在四千名年齡從二十歲到八十七歲的志願男士中，獲致極高成功率，一九九六年共和黨統統候選人社爾夫婦即公開讚譽偉哥的藥效。偉哥誤打誤中的結局，大概比電影『鐵達尼號』還令人感動。

偉哥的劑量分三種，即二五mg，五〇mg和一〇〇mg，普通劑量是五〇mg，輝瑞藥廠訂價每一種都同樣價錢，所以要省錢的人就請醫師開一〇〇mg然後切一半用，性交之前一小時服，藥效可維持四小時之久。它經由肝臟P450酵素代謝，因此有抑制此酵素的藥物，如胃酸藥Tagamet（cimetidine）、紅黴素，及足癬口服藥等，會減低偉哥的排率，也就是倍增它在體內存留時間。偉哥的主代謝物會因利尿劑及其他藥物影響而增加，主代謝物也有藥效，可以用來發展成舌下片，五分鐘即有藥效的偉哥。

由於偉哥是擴張血管並經由肝臟代謝，因此患心臟病、高血壓而服用降壓劑，尤其是硝酸甘油之類血管擴張，和偉哥併服時有心臟病發作之危險。肝臟有毛病的人也不宜經常用偉哥，有酒癮的人更是要注意。服用偉哥後較常見的副作用是頭痛、臉紅、鼻塞、頭暈、視覺影響（分不出藍和綠）、胃腸不舒服等等，可是這些現象通常都被性活動的極度興奮而掩蓋。

正常男士服用偉哥是可以延長勃起時間，防止早洩。因此，偉哥雖然不是煽情的春藥，卻容易被濫用，而有依賴性。長期使用數年後，人體會有抗藥性，而使偉哥失效。但不必急，另一種壯陽藥（德州藥廠的新產品，也是血管擴張劑），可望近期獲批准上市。

還有一種從尿道塞入的前列腺素「妙司」（muse）是普強公司出品，代替以前的海綿體注射，成功率相當高，但是攜帶不方便（需冷藏），不像偉哥口服劑方便。所以在美國上市已兩年，但只有真正陽痿的少數患者耐心地使用。

由於長期對生物科技的投資，美國的製藥工業發明新藥機會越來越多。偉哥是其中少數不爲救命卻能提高生活品質而研發的產品，它將影響家庭生活及社會觀念。偉哥旋風所及不限於閨房之樂，從下面一則廣告可略窺一二：

畫面是一位英俊小生，雙唇叼一支向下彎曲九十度的香煙，下面註解：「只有吸煙者才需偉哥」。這則別出心裁的勸勿吸煙的廣告，是加州衛生局於六月一日推出的，也是六千萬美金戒煙預算中，經由大眾媒體說服青少年勿吸煙的廣告之一。

這幅廣告很明顯的將吸煙─陽痿─偉哥連在一起。

截至目前爲止，健保公司及各州聯邦醫藥補助，尚未將偉哥列入必需的醫療藥品，也就是患者要自掏腰包。我想這是聰明也是公平的政策，如果把偉哥列入健保藥品名單中，會助長濫用，意外事件將更加複雜，所以中庸之是不要把它列爲禁藥，但是讓有需要的人自己付錢去買。

台灣人也是新興年輕力壯的民族，雖然尚無研發新藥的環境，卻也是勇於嗜試新藥。在這幾個月中，不知幾十萬粒偉哥已經由美國流入台灣市場，希望衛生署能及早批准正式上市，將頑皮的偉哥納入正常的醫藥系統，也慶幸從此海狗丸、鹿鞭、海馬、蛤蚧、犀牛角、虎骨等流入歷史，說不定還可以利用偉哥來繁殖稀有動物，善哉、善哉。（註：在台灣 viagra 譯爲威而鋼）

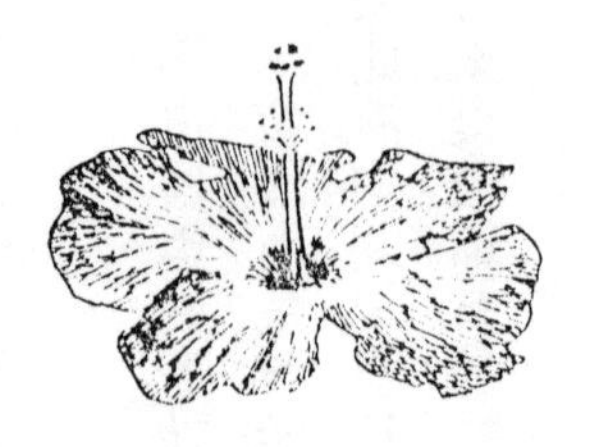

# 第二篇　生活篇

# 良醫傳奇

難得三天的聖誕假期，沒出遠門，預備花點時間整理藥局堆積如山的文書，參加同鄉會的爬山活動，欣賞「胡桃鉗」音樂舞蹈表演，如果有時間的話，就去看一場電影，甚至兩場，在下午六點以前，此間的愛德華電影院一律半價，而且任你看到飽。我愛看喜劇，剛好有兩部上映，一部是『你有收到信』You've Got Mail 描寫一對男女在網路上談心，彼此不知對方，實際生活則是紐約市城中同一條街同樣經營書局的生意對手。另一部是『良醫傳奇』Patch Adams，賺了不少妻和我的熱淚，想介紹給讀者，尤其家有醫生的人去觀賞。

有一位天資過人的青年 Patch 患嚴重的憂鬱症，甚至想自殺，後來自己跑去精神醫院請求治療。當年對精神病沒甚麼好藥，只是將患者像囚犯那樣關起來，有一晚 Patch 幫他室友克服幻想中的恐懼，內心充滿喜樂，因而立志當醫師救人。

他進維吉尼亞大學醫學院後，經常課餘溜進附屬醫院去跟寂寞孤單的病人談話。甚至扮小丑逗笑十來位奄奄一息患癌症的小朋友。有時被嚴厲死板的院長撞見，再三告誡要等到第三年才可接觸病患。在課堂上他過目不忘，成績名列前茅，其他同學則戰戰兢兢，日夜苦讀，惟恐不及格。Patch 有滿腦子的奇想，勸服兩三位年輕的同學，和他一起舉辦山村免費醫療診所，甚至夜裡去大學醫院的儲藏室偷搬紗布、消毒棉花、藥水等等，終於被醫院院長以無照行醫的罪名請校方勒令退學。

Patch 一心想當好醫生，卻因操之過急和過度熱誠而遭忌，有一位女同學甚至爲了他加入義診，而被一個古怪危險的精神病患槍殺。他灰心之餘本想跳崖了生，適時一隻綺麗的蝴蝶出現在身旁，彷彿那位女同學的化身，激發他堅決活下去的勇氣。他提出申訴，抗議退學的處分不公平。

在校務會議上，Patch 爲他的理想辯護，他認爲醫師和患者之間應互相對待如朋友，醫師不應該高高在上輕視病人的心身，而自己卻淪爲金錢和醫術科技的奴隸。活著就是要快樂，要歡笑，如果醫療帶給病患更多的痛苦，那樣軀體的存在是毫無意義的。現代醫學只醫病、醫身而不醫人，把死亡當成最大的敵人，這樣是錯誤的。不管醫學再進步，人總是會死的，Patch 相信傾聽患者的陳述，以快樂和幽默爲良藥就可治癒許多疾病。

在禮堂上除了數百位醫學生支援 Patch 之外，又有數十位感謝他的護士和患者，尤其是小孩們，每一個人鼻子上粘一個小紅球，站在後面替他加油，最後校務會議決定讓 Patch 順利畢業。

在畢業典禮中他又奇人異行，讓所有觀禮的人哄笑不已。

進醫學院而不想畢業後賺大錢，這樣的人似乎真的有病，Patch Admas 於一九七一年伙同幾位熱愛生命的醫師，在西維吉尼亞州山區開設一家設備簡陋的免費醫院，有四十床，當然也是歡迎醫療保險及自費的病人。十二年之間有一萬五千人享受 Gesundheit Institute 免費又充滿歡笑的醫療。這部以喜劇巨星 Robin Williams 爲主角的電影，就是以 Patch 的自傳爲劇本而拍的電影。

## 看醫生

在美國看醫生貴又花時間，因爲美國開業的醫生不多，好醫生難找。當你住定一個地方之後，最好要找一個家庭醫師或你特別需要的醫師，以免臨時跑去醫院急診。有的人拿到免費醫藥卡，就到處看醫生，換來換去，好像年年在相親或選女婿，沒有一個比較固定的醫生，那麼有一天你突然上西天了，你的遺體留在家裡，很可能沒有一個醫生可以替你簽死亡證明書，照規定遺體要經由法醫解剖，以尋求確定死因之後，家屬才能辦後事。

門庭若市或門可羅雀的診所都不是理想的醫生，當然，星期一或星期六早上幾乎每家診所都是最忙的，所以，最好預約醫生比較有空的時間，他至少有十分鐘的安靜的頭腦，聽你的主訴，看你的病歷，親切的檢查。

醫生真正可以看病的年歲大概是三十五歲到六十歲之間，往往不到六十歲，醫生自己就先走了。

醫生這行業有極大的壓力，也有不易抗拒的誘惑，在美國和台灣，典型的資本社會，醫生能活到六十五歲算是高壽了。門庭若市的醫師有可能喜歡打針、下重藥或是同一科醫生太少了。

在美國，將近二〇%的高血壓患者，看醫生時血壓特別高，平時沒那麼高，也就是「診所緊張症」。如果病人自己充分準備，可以避免這種現象，在家時先量血壓，甚至把血壓計帶去診所比較。仔細列出每項藥服藥時間，及劑量給醫生參考，好的醫生應該會關心你的生活作息，三餐飲食以及運動休閒。

你也要知道醫生有什麼嗜好及休閒活動，如果你的健康交給一位正熱衷酒色財氣的醫生，那只好多禱告多燒香了。

我曾聽一位好醫生自我嘲解，「小病不必看醫生，自己也會好，大病看醫生也沒用。」現代醫學這麼發達，美國的醫生也只能醫不大不小的病。醫生跟平常人一樣，會感冒、發燒、瀉肚、高血壓、糖尿，甚至失眠沮喪。醫生需要好病人、好朋友，有時醫生自己也需要去看醫生。

近兩年，動不動就要告醫生的案件比較少了，一方面是各州法律訂定賠償上限，二方面是新興的醫療管理公司 HMO，逐漸控制醫生的醫療及收入。在車禍或工作傷害的騙案中，醫生往往是替貪心的律師作案而不自知。當然，正規的醫生是不應該捲入這種誘惑圈套的。

在美國的醫療糾紛中，固然多數是醫生吃虧肥了律師，病人呢？不見得有多少好處，從此他的名字資料就進入電腦，下次真的有病，很可能沒有醫生願意接受他、幫助他，只好去公立醫院排隊了。

醫生也是人，難免粗心大意，或見義勇爲，往往死裡回生救人一命，而惹上訴訟的麻煩。有的病人爲了達到目的就裝病，裝久了卻真的病了。我也見到幾位年富力壯的美國人，生了一場病或意外受傷，經過一段時間治療後，大概身心乏累，就央求醫師開殘廢 disability 的證明，從此每個月領殘廢金，不敢也不能去找工作，終日無所事事，生活甚是清苦無聊，有的私下跟我講「我就是殘廢金受害者之一」。你能怪那位幫你的好醫生嗎？

我很慶幸自己能不斷吸取新的醫藥知識，也樂意將知道的那麼一點點與大家分享。可能我還不到需要經常看醫生的時候，十幾年來雖然買了很好的醫藥保險，但是從來沒想到要好好利用它。

我知道在小台北附近許多好醫師都非常忙、非常盡責，介紹新病人給他們都覺得不好意思。我希望你也同意我的觀點，健康是靠自己去維持的，能享受現代醫藥的協助是一種福份。

# 半仙

本來約好七月四日中午去帶肯片老先生，參觀聖谷羽毛球場，他是創始會員之一，他的照片還掛在球場上，原先有五個場地，最近擴充成七個，他很想去看看，他也知道平時許多老中在那兒練球。沒想到臨時變卦。

「昨晚還好好的，今早起來胸口很悶、很累，好像要絕氣的樣子，我看今天不能去了，謝謝你的好意，鄭博士。」

我從電話中聽他微弱的聲音，異於平常的豪爽宏亮，我想是不是心臟老毛病復發，他篤信的教會是科學基督徒，身體有病反求諸己，先問自己是否有邪念，是否信心不足，只有緊急時才依賴醫藥，一旦康復就把藥放在一邊，但是，有些藥是不能隨意停的。

「你的強心劑毛地黃素 Digoxin 每天吃一粒嗎？多久沒吃了，我想你最好馬上先吃一粒，血壓藥呢，也是很久沒吃，你有血壓計嗎？有沒有量看看，如果高的話也要吃一粒，我想我還是帶血壓計過去幫你聽聽看，球場以後再去好了。」

半小時後，我在幽靜的公寓替他量血壓，血壓還正常一四〇｜八〇，但是心跳卻七上八下，心律不整又心悸。

「我想可能跟十五天前一樣又是肺炎吧，那一次我咳了兩三天，普通咳藥水沒用，越咳越厲害，你在電話中叫我馬上去看醫生，醫生看了胸部X光片後，如你所說的開了消炎藥 Cipro 五〇〇mg，二十粒要我吃十天，都好了，沒想到今早起床又不對勁，是不是魔鬼又附身了？今天是國慶日，診所沒開，可能要去醫院掛急診吧。」

我請他咳咳看，聽不出有痰或有肺炎的跡象，我肯定心臟的問題較大，建議他先打電話給他的醫師。經過半小時，值班的醫師回電話，請他直接去急診室，肯片很快就準備好一小袋衣物和牙刷，我帶去給他的全套西餐他也沒心情吃，就坐上我的車，直奔格蘭岱爾紀念醫院，才十分鐘，護士出來講說他心跳一百八十下，必須住院，請我先回家。三天後，他從病房打電話來藥局，心情愉悅：

「我的孩子，你硬是了得，你的醫藥知識令人佩服，我跟每一位來探望我的親友講，鄭博士是半仙，他在電話中直覺的就指出是心臟的毛病，果然如此；上個月他聽到我咳得厲害，說我可能得肺炎，要我趕快去看醫生，果然如此，我替你驕傲。很抱歉你送來的午餐沒福享受，下次我請客。」

十幾年前，肯片就是拿一張毛地黃素的醫生處方來十全藥局，從而開始忘年之交。其實平常我只是一個不大盡責的美國藥師，每天窮於應付繁瑣的藥局工作，較少有菩薩心去進一步關切生命，心想通常來藥局的大都是小毛病吧。像肯片先生那樣認為我有觀世音的修行，願意在電話中表露他的病苦，信任我的判斷，聽從我的勸告，這樣的顧客也不多。我經常因為疏忽或所知有限而「猜不準」，甚至對自己的病也懶得去想，反而是許多顧客或朋友向我提供寶貴的意見及經驗之談。要做半仙，我連八分之一都不夠格。

# 中年人的保健

四十到六十歲的中年人，體力逐年減弱，體重增加，學習能力降低，身體各部位毛病逐漸出現。認識的一些朋友六十歲不到，就在勤儉奔波中一下子走了，雖然是少數，如果平時稍微注意身體，也許可以延年益壽吧！

定期體檢，視個人情況而定，每兩年或三年體檢一次，像最普通的量血壓，血液化學檢驗，多少可以指出健康狀況。以下就日常飲食、工作、運動、和求知等方面稍微囉嗦提醒一下。

**食：**中年人適度的增加體重是自然的，超過標準百分之十，就要節食。前天有位老朋友來看我，原先彌勒佛的肚皮不見了，精神輕鬆、血壓降低，他說瘦了七、八公斤，就是改變以前吃是享受的習慣，節制飲食和運動慢跑，一年之後，成果就出現了。

一般來講，食物種類越多越好，肉類、魚蝦少吃，如果全素，對健康不一定有大幫助。不偏食、不偏飲、七分飽活到老。中年人對食色有餓的感覺才是健康的。

**工作：**安全第一。很多工作看起來沒甚麼危險，但是因爲每天接觸或是重複同樣的動作，就會出毛病。像幫人修指甲的，每天呼吸有機溶媒，易肝病變。打字員、數鈔票的銀行員、搬貨員、牙醫師、修護技工等，平時需要全身運動，保持體力，才不易得職業病。

單調熟悉的工作常變成無聊、無新鮮感，如何苦中作樂，找出趣味，成爲個人的智慧。有的牙醫師喜歡講故事、講笑話給患者聽，在理髮店我們也常聽到多采多姿的花邊新聞。像寫「葫蘆週記」，也是藥局工作，二十年如一日，在平凡中找趣味的妙方之一。

對工作的滿意度，酬勞只佔很小部分。在這種沒人會餓死的社會，很少人會爲了酬勞甘願從事痛苦的工作，許多職員工人看到大老板那種可憐的生活，他們才不願當老板。工作輕鬆，患病的機率自然降低。

**運動：**勞動是工作，是在一定時間內要完成的任務。運動的目的是要輕鬆，除非你要當選手比賽，否則過份激烈的苦練，不但緊張而且身體易受傷害。生活中輕鬆的方法很多，例如，洗溫水浴、散步、音樂、談天等等。對年富力壯的中年人來講，適當的運動可以鍛鍊體力耐力，協調各個器官，增強免疫系統，預防衰老。運動後，膽固醇下降，血壓下降，心臟有力，血糖下降，解愁忘憂，減少雜念慾望。運動也可以多交朋友，增加生活趣味，消除緊張憂鬱。

因此，運動雖然不能延年益壽，但是在有生之年保持健康的身體，生活有活力，可以承受較重的工作壓力。在美國，中年人最多的運動是園藝活動，如割草、種花種菜，整理庭園等。其次是健行、慢跑及各種球類運動。

**求知：**知識不僅是力量，也是保健的要素之一。我們這一代中年人，生長於科學醫藥突飛猛進的時代，教育普及，新知識隨時隨地都能吸取。身體一旦有小毛病，大都能自己康復或買點成藥試試，不像我們父兄輩完全要依賴醫生。

三年前美國新的藥事法規，允許新發明的藥品在大眾媒體及國際網路廣告說明，在醫師藥師還來不及吸收新藥品新療法時，許多患者或家屬就打電話來問。換句話說，從今以後，醫療保健慢慢回歸到消費者手中，不再受醫師或醫院隨意擺佈了。總之，平時要稍微注意醫療保健新知，是中年人必修的新課程。

# 掌握你的健康

有一位青年在某大學教書，利用假期來加州看望雙親，家庭醫師開了幾個藥方給他父親，又開了一部測血糖機。雖然他陪雙親來的時候，藥局很忙，但是從來沒用過血糖機，所以我只好簡單扼要的解說測試原理及操作要點，並請這位青年親自測一下，他很靈巧的用刺血針從手指取一滴米粒大的鮮血，滴在血糖機上的試紙，四十五秒後，顯示他的血糖值是一六八。正常值即使吃飽後也不會超過一二〇，換言之，他才四十歲就已經患糖尿病了。

他媽媽說可能是遺傳吧，爸爸有糖尿，兒子也有。與其說是遺傳，不如說是飲食習慣。果然，兒子非常偏愛甜食甜飲，不喜愛運動，三餐不定時不定量，而且缺乏醫藥常識。所以我建議他回到大學，要找家庭醫師，做個體檢。至少要做血液檢驗，我問他最後一次抽血檢驗是什麼時候，他記不起來，好像從來沒有過，年輕人活力充沛怎麼會有病？

星期六下午我參加一位十六歲男孩子的喪禮，是血癌，骨髓移植也做過，兩年不到竟然走了，可能有一百個原因及解釋，我只能安慰一下已經無淚可流的媽媽，希望她保重。人不生病就是健康嗎？不是，從以上兩個例子就知道，生理機能發生變化往往不是馬上就表露病狀，沒有十分詳細的診斷是查不出有什麼病，尤其是心理方面，腦神經方面的變化。

有時你自己和家屬仔細觀察或是稍微關心一點，是可以幫助醫師的診斷。譬如許多藥局都有免費量血壓的服務，正常值收縮壓一四〇以下，放鬆壓九〇以下，如超過就要小心。有位朋友他的父兄都死於腦充血，他卻不在意，血壓一量超過一八〇，還要我一直催他才肯去看醫師服降血壓藥。他說即使血壓那麼高也沒有什麼不舒服的感覺。血糖過高的那位大學教授，因爲關心雙親的健康，自己才有機會檢驗血糖。

年輕人是認爲自己不會死的一群，冒險犯難，爭第一名，比別人強，凡事追求十全十美，這些都是好事，可是如果過份勉強，也是跟自己的健康挑戰。往壞方面呢，有的自認每天兩包煙或每晚六瓶酒，甚至偶爾吸點毒品也不會妨害健康，有什麼可怕的，老人家實在囉嗦，誰想到期末考之後，小小的感冒竟然會威脅到這麼年輕的生命。當然，沒有絕對的健康，每一個健康的人都有他的特點，男女又有區別，大致上嬰孩時期抵抗力弱，易生病，慢慢長大，十六、七歲到二十四、五歲是體能最高峰，隨後就逐漸衰老。

健康的身體應該是身心均衡，在生理方面像血壓、心跳、體溫、血糖、血球，以及許許多多的項目都有正常的範圍。在心理方面，如安全的環境，三餐無慮，良好的學校和工作，對將來有信心，人際關係不錯等等，都是維持健康所必須。

盡信醫不如無醫，盡信藥不如無藥，可能是對的，卻也需要你願意珍惜你的健康，滿足你的生活，如此才有可能掌握你的人生。

# 你煮甚麼吃？

走到廚房有時我會問妻：「你在煮甚麼？很香。」這樣她就知道我餓了，有時她隨便煮，我也隨便吃。她經常不知煮甚麼好，尤其是想迎合獨生子的胃口，煮了老半天，孩子只看一下或吃一點點就走掉了，卻看到老子在餐桌吃得津津有味。她有時會生氣，好像白費功夫，讓別人的孩子吃掉了。久久她會有所感悟，說：「你的胃口真好，甚麼剩的飯菜你都吃了，而且大便那麼順暢正常。」

如果我對她煮的菜偶爾批評一下，她會不高興，發脾氣，或是歸咎於我的胃口太容易服侍，所以她就不必改進技術。上個月我想找一瓶罐頭，忽然在最內角落發現有一包味精，真是喜出望外，連鞭打開撒一點在菜湯裡。已經十年了，鄭家廚房的大廚不用味精，拒絕用味精，大概是怕傷害到求學中孩子的腦筋吧。其實味精不僅培養甜美的滋味，也是人體（尤其腦部）不可缺少的成分麩酸 Glutamic acid。爲了極少數的人（可能千分之一吧）會敏感，媒體就宣揚味精也是毒，實在可惡。

你不加味精，別以爲你的身體就不受味精的污染，其實我們身體細胞，我們的肉、筋，或是我們吃的食物蛋白質裡邊，都有含百分之十到百分之二十的 Glutamic acid。即使你都不吃肉、不吃魚、蝦，人體還是會從醣類去合成各種氨基酸，包括麩酸，而味精只是麩酸的鈉鹽，吃到胃裡馬上變成營養。同樣的故事，「師父都吃素，怎麼還會膽固醇高呢？」因爲我們人體要膽固醇，而且會自己合成膽固醇，正如不吃糖的人也是血糖有高有低。

寫到這裡有點餓了，大清早想吃點鹹的，對了，泡一碗麵吧。不只是泡麵，就連普通的麵條裡邊都有加味精，加多一點的在標籤成分上會註明，加少一點的可能只寫調味料 Flavor。有人傳說吃泡麵太多會怎樣怎樣，如果歸罪於味精或豬油那實在不公平，反而是炸麵的植物油不新鮮比較有問題。植物油含約一半的不飽和脂肪酸，遇熱會分解，變成小分子，對人體有害。這也是不吸煙的家庭「煮」婦得肺癌的元兇。歐美人沙拉油料只用來涼拌，甚少熱炒。

不管是多好的東西，不能吃多，吃多了，遲早會出問題。許多四、五十歲的顧客抱怨近來胃常脹氣，甚至胃酸上逆，我第一個建議就是減少食量。年輕時吃再飽都沒問題，可以消化，上了年紀就只能七分飽，留三分晚年慢慢享受。連飯菜都要適可而止，那些所謂仙丹妙藥的健康食品更是小心爲妙。

當然，每一個人體質不同，所以盡信書不如無書。報紙講的，鄭博士講的都只是做個參考而已。有時回過頭來看每一時代的醫療，當時宣稱最進步最權威的，現在看起來簡直不敢相信。飲食營養方面每一個國家、每一地區人體的需要和注意事項會有差別，笨蛋學者只會翻譯照抄，弄到最後，本來我們沒有的病，現在都有了，也跟著流行了。

譬如近年來，醫生都叫人尤其老人不要吃鹹，煮菜都不加鹽，然後又勸人多喝水，而且鼓勵喝過濾的少含礦物質的水。結果許多老人食無味，胃口不好，沒力氣運動，走路會頭暈。當然，對血壓高或腎臟功能差的人鈉鹽要小心，但是別忘了，鈉鹽也是人體最需要最基本的鹽。你不吃點鹹的，就可能沒胃口，胃酸不足，許多醫生又喜歡開抑制胃酸分泌的胃藥，叫你天天吃，你的身體可能越來越虛弱。許多藥品的服用或是醫生勸告只是暫時的、適度的。

能吃能拉是一個人的福氣，食物種類多，三餐平均，不偏食、不食過飽是老生常談也是歷久彌新的原則。

## 三餐吃甚麼？

每三個月我的藥局就接到一份美國癌症研究中心AICR出版的通訊，到今年春季是第五十九期，每一期都只談三餐吃甚麼，怎麼料理青菜，青菜、水果防癌的道理。使我有點納悶，是編輯本身專長所限，還是防癌治癌尙無妙方、祕方？十二位編輯，每三個月才編寫一期十二頁的 Newsletter，多麼輕鬆的工作，卻有那麼多的經費。

上一期主題是「飲食與防癌」，提出十五條須注意和可以避免的事項，結論是七點：

1、選擇多種類有營養的植物性食物做主食。
2、盡量多吃蔬菜和水果。
3、保持適當的體重和運動習慣。
4、如有飲酒務必飲淡薄。
5、選擇低油脂不太鹹的食品。
6、儲藏和料理食物要衛生。
7、不要吸煙（包括雪茄、嚼煙草、或嚼檳榔等）。

像我們這一代歷經戰亂、逃難、食物配給，聞到烤香腸、滷肉會流口水的人來講，以上七點就像升降旗典禮一樣每日早晚必修的，甚至是奢望的（像冰箱、水果、酒等）。幸運的是來到美國我還是天天用箸挾菜配飯，而且保持清苦家庭養大的習慣，將最好吃的肉、魚、或蛋留一點在碗底，吃它最後一口。

有一次碩士班的朋友跟我講：「美國的肉比米飯青菜水果便宜，從今以後我要飯配肉吃。」意思是以肉為主食，飯菜為副食，我有點驚訝。二十年後，這位運動健將的朋友更令我驚訝，他牙齒掉了幾個，高血壓、痛風、心臟有問題，五十歲後又改回來粗菜淡飯，魚肉只輕嚐了。

去年有位醫生朋友研究健康食物頗下功夫，最後得出結論是每天的食物蛋白質最少要佔百分之三十，我問他，是否三餐都要大魚大肉？他說也可以買高蛋白粉來加強配合吃。因為他經常打網球又長跑，所以可能有需要，我只是質疑，並不遵照他的建議。一年多後他尿酸過高，有點痛風，奇怪不知原因何在，我猜是富貴病，魚肉蛋白質吃太多吧。

像硬要吃素的人一樣，怕營養不夠，每天大量吃豆類，日久也是會尿酸過高。其實只有做粗工和操練健身的人，才需要吃多一點蛋白質來增強肌肉，普通人只要百分之十的蛋白質就夠了，過量反而有害。最近一期ＡＩＣＲ通訊的主題「素食是甚麼？」，這又是寫給上市場買菜要開車去載的有錢國家、得富貴病的人看的，如果在未開發窮國家，你口才再好，他們也不相信米飯蔬菜水果有啥稀奇。

「我們天天這樣吃，只有初一、十五拜拜時才沾點魚肉，我們也不能吃牛肉、牛奶、雞蛋，因爲太貴了，吃不起。還要甚麼素食食譜，煮大鍋菜加點醬油豬油就了不起了，甚麼膽固醇、高血壓、糖尿病、心臟病，和各種癌症我們這邊還很少。你們爲甚麼鼓勵我們小孩子吃牛肉漢堡、炸雞和吸洋煙？你們不要的、有害的都要外銷？」

「富貴病？怕甚麼，我們歐美的藥廠醫院醫師專治富貴病。癌症？更不用擔心，我們每年都有新的藥品、新的手術、新的放射療法。而且近四、五年來專門防癌，根治癌症又治百病的藥草健康食品及氣功神功，讓你買不完，吃不完，不相信？來洛杉磯華人區住一年，無效退錢，包你心服口服，死而無憾！」

# 南加州的台灣果樹

俗語說：「吃果子拜樹頭」是飲水思源，感恩之意。生活在南加州的新僑，一方面享受加州種類繁多現有的水果，另方面也有人不辭辛勞引進新品種，苦心栽培。兒時的回憶，無限甜蜜，離鄉背井，落地生根。在異鄉立足後，總會想起春天的桃李，夏天的龍眼、芒果、荔枝，秋天的柚子、凸柑，以及冬天的紅柿、紅甘蔗。

一九八八年，我曾參加美國農業部舉辦的民意調查座談會，其目的是要知道新移民私自闖關攜帶水果食物的情形，以便日後如何宣導及防止。當一九八〇年，我第一次參觀洛杉磯縣博覽會，在農業館中，印象較深刻的是果樹栽培協會的攤位，展示加州現有的各種水果，記得除了蓮霧和楊桃之外，臺灣有的水果，加州老早都已經有人栽培了。

這十幾年當中，每年都有人從家鄉帶種子或枝條來加州栽培，園藝花圃店也推廣新品種，像芭樂，現在幾乎每兩家就有一家種。剛開始一年能吃到一兩個就很高興了，現在芭樂已經不稀奇了，不僅超市有賣，甚至芭樂農場也出現了。

爲什麼叫芭樂？我想是音譯自 Guava 這個三音節字，因爲重音在最後一個音節，台灣人就叫它那拔仔，或芭樂；中國話叫番石榴。因它形狀有點像石榴，來自美洲的都加個番字，像番茄、番麥（玉米）、番椒（辣椒）、蕃薯等亦是。

在巴西住過的朋友誇獎巴西的芭樂色香味俱全，來自臺灣的也說臺灣的土芭樂最好吃，泰國芭樂雖然大，但是中看不中吃，不香。

芭樂原產於熱帶美洲，是桃金孃科，以 Psidium guajao 這一種最普遍栽培，也就是臺灣芭樂。另外也有果實很小但很香，或是果肉紅的不同種。芭樂果肉富於維他命C，幾乎是所有水果中最高的。有些人以爲柑橘類酸酸的，一定含多量維他命C，其實是含檸檬酸 Citric acid。

芭樂葉子含多量單寧質，是很好的止瀉收斂劑，據說有倒陽作用，爲僧侶制慾劑。果皮則可降血糖，所以是糖尿病患者極佳的水果，如果太硬咬不動，可以打成果汁。

種植芭樂的要訣是防霜害、陽光足、水份足，不讓它長太高，而要分枝多，每一枝只留一個或兩個果實，如果用透明塑膠袋包起來，可防鼠咬，也比較脆，但是較不香。

芒果原產地是印度及中南半島，英文叫 Mango，學名是 Mangifera indica，漆科的常綠喬木，在南加州不下雪結霜的地區都可種植，市場品大都來自墨西哥。

現在已有台僑栽培成功所謂臺灣的土芒果，吃起來比較有味。因爲芒果是漆科植物，所以有些人吃了會過敏。一般來講，它是極受歡迎的熱帶水果，紅皮芒果也適宜園藝景觀。

種芒果需要充足的陽光和水份，在臺灣初夏就成熟了，在南加州可能要到秋末才成熟。未熟的芒果可製蜜餞，鹹酸甜，可以止嘔、船暈，及初孕暈嘔。成熟果肉含芒果黃素 Mangiferin，如果一次吃許多個，多餘的黃色素會從汗腺排出，跟吃紅蘿蔔一樣，是白皮膚的人要速成黃種人的祕方。

釋迦果 Cherimoya，原產於祕魯及厄瓜多爾的山坡，果皮較平滑，學名是 Annona cherimola，另外一種原產於加勒比海的 A. squmosa 釋迦（番茘枝），是俗稱的臺灣釋迦，果皮凹凸較顯著，較香甜，但較小。

釋迦果在南加州栽植常不結果，因它是蟲媒花，如無昆蟲傳媒，就需要用毛筆把雄蕊花粉傳給另一蕊花的雌蕊，每星期至少一次，直到受粉結果。幼苗較不耐寒及酷熱，所以要注意保護。

南加州本來是沙漠性氣候，不適宜像蓮霧那種需要潮濕多雨的果樹，經過四、五年來的引種栽培，一九九七年大約有七、八家台僑成功的收穫蓮霧，有位李先生送我五粒品嚐，珍貴如珠。

蓮霧和芭樂同屬桃金孃科和桉樹葉一樣，它們的葉子都含精油香味。蓮霧學名是 Syzygium samarangense 原產馬來半島，自古華南、台灣栽培。二十年前在屏東改良成功的「黑珍珠」品種，使蓮霧成爲一年四季都可開花結果，媲美「四季芭」。

龍眼 Euphoria longana 跟荔枝 Litchi chinensis 同屬於無患子科。荔枝早年在南加州就已有栽培，只是沒有在市場上賣，近年則有冷藏進口的龍眼和荔枝在超市賣。龍眼和荔枝原產於華南，早年台灣栽培，我們吃的果肉部分是假種皮，富於果糖及各種維他命。

龍眼曾於去年阿罕布拉市的農夫市場看到，是加州果農生產的，滋味甜美，不亞於台僑自家栽培的龍眼，我想再隔四、五年，就可在市場上買到南加州生產新鮮的龍眼和荔枝。

柚子英文叫 Pummelo，學名 Citrus grandis，是柑橘類中體積最大的，原產於中南半島，自古台灣即有栽培。本以廣西容縣的沙田柚著名，清朝時台灣的麻豆文旦柚成爲極品。近年加州出產的蜜柚 Oroblanco 清甜多汁更在文旦柚之上，已開始外銷日本了。

在台灣中秋時節柚子就上市了。在加州可能是緯度較高，要到年尾才全部收穫。柚子又可分白柚和紅柚兩種，紅柚類似葡萄柚 Grapefruit 比較酸，華人比較喜愛甜的白柚。洋人很少看到那麼大的柚子，吃了之後也喜歡，都說比葡萄柚好吃。

美洲大陸本無柑橘類，都是引種栽培，但是卻有青出於藍的趨勢。在南加州華人超市，從最小的金桔 Kumquat，圓滾滾的柳丁 Orange，一直到葡萄柚及最大的柚子，在秋冬之季十幾種排在一起，令人讚歎美國產品產銷之豐富。記得剛來美國時，在圖書館看到一本「十大傑出華僑」，其中記載劉錦濃在佛羅里達當園丁，交配出一種柑，不僅多汁少蟲害，並且可在樹上停留兩三年不會掉，短短幾年之間，使佛羅里達的 Orange 獨霸美國市場，本來是取名劉橙，傳到台灣變成柳橙、柳丁了。

佛州及加州兩地的柑橘產量佔全世界一半以上，除供給美國國內新鮮消費之外，將近百分之四十是以濃縮果汁銷售並外銷許多國家，包括台灣在內。相信再過幾年會有柚汁出現市場。

南加州柿子 Persimmon 種類不少，大略可分尖的紅柿 Diospyros kaki 及扁的美國脆柿 D. Virginiana。紅柿要等熟軟才甜，硬時奇澀不能入口，可用冷凍、浸石灰或以二氧化碳催熟，較簡單的方法是將硬的紅柿放在米桶中或和蘋果一起裝在塑膠袋中，三、四天就熟透。有一種叫 Fuyu 的脆柿也是採下即可食用。柿子做成柿餅便於保存，也是年節的應景點心。基本上加州的柿子遠比台灣的優良，沒聽說過有人特地從台灣引進。

枇杷 Loquat 原產於中國江南各省，日本引進栽培並改良品種，歐美各國大都從日本引種。在南加州庭院處處可見，是觀賞植物，洋人很少採來吃。只要土壤養分夠，果實不要長得太密，加州的枇杷也是美味可口的。

喜愛吃水果的人住南加州等於是天堂，一年四季不斷有新鮮水果上市，如有庭院，種點果樹，也不失敦親睦鄰之道（至少小鳥、烏鴉、松鼠和螞蟻喜愛和你在一起）。

## 山茶花 Camellia

雖然漢文是累積悠久歷史相當豐富的文字，用它來描寫動植物時卻常遇困境，碰到樹木花草，所謂俗名，常令人啼笑皆非，或嘆想像力不足。

譬如蓮藕的花不叫蓮花，叫荷花，蓮子是荷花結的蓮蓬裡面的種子。類似情形，茶花的葉子不能做茶葉。

根據茶博士的研究，茶科的植物在中國大江南北有數十種野生種，其中有一種在四川附近，約三、四千年前，被人發現吃它的嫩葉有提神、強心利尿、消積的作用，把它當成藥草，唐宋兩代才慢慢變成嗜好飲料，而刻意栽培成爲茶，現在被命名爲 Camellia sinensis，與其他野生的山茶有別。

眾多種類的山茶中，是否也有幾種含興奮劑咖啡因呢？可能是有，不過最主要還是由於烘焙加工方法的不同。

唐朝的日本留學生把茶樹帶回日本，發展特殊的茶道，但是並沒學到茶葉的加工技術，只是將採集的茶葉晒乾，用全葉或磨粉沖泡而成爲綠茶。英國人喝中國茶兩百年之後，才有機會偷學回去，但發酵過度而成紅茶。日本也有野生的山茶，其中花最大最漂亮的稱爲椿 tsubaki，現在被命名爲 Camellia japonica。大概是初春盛開的樹因而稱做椿。同一種在華南甚至台灣也有，但是不叫做椿，因爲早先已有香椿、臭椿了，所以只稱是山茶花。

供茶葉用的茶樹如果讓其自然生長，也是會像山茶那樣高達八公尺，茶樹的茶花略有香氣，但是花最多只有一寸半，不宜供觀賞。山茶花大的直徑有五寸以上，小的也有二寸，花色主要以白、紅及粉紅爲多，雖然也有黃、橘、紫等色，均罕見，我家門口有兩株開的花瓣是紅白相混的，根據植病專家朋友的意見是因感染病毒而發展出來的新品種。

野生山茶花都是單瓣花，園藝栽培則有重瓣、複瓣者，這些多出來的花瓣是由雄蕊變形而來的，如果只看花不看葉子，很多山茶花看起來像牡丹、毛莨或玫瑰。我參觀過幾處美國著名的植物園，都設有山茶花特區，像漢亭頓花園 Huntington Library 的山茶花就有一百多個品種，位於日本庭園的山坡上，各地的山茶花協會 Camellia Association，每年有花展，參加者在杯子或碗裡放一朵大大出色的山茶花供評審。至今，叫得出名堂的山茶花園藝品種大約四千種。

茶科的植物不喜全日照，喜半陰涼排水良好的地或有雲霧的山坡。如日照過強，山茶花的花瓣易灼傷、乾黃，也不可施肥過多，否則只長葉而少開花。每年春天，我現時住的天普市有慶祝山茶花節的活動，學生們會四出採集鮮艷的山茶花，供花車及典禮裝飾用，天普市以山茶花爲市花，幾乎家家戶戶都有栽植。

由於茶園只刻意栽培茶葉，不讓茶樹開花，當然也見不到種子，山茶花的園藝則只強調花形花色，都是複瓣花，也甚少結子，兩者都插枝或插葉即可繁植，在台灣有一種貴重的茶油，具特殊芳香，是採野生的山茶子去搾油的。

現在我們清楚了，茶花女頭上插的花是椿，山茶花，而唐朝文人陸羽著的茶經以及唐僧或日本人的茶道是茶葉的茶，在那時候漢人叫它 dea，也就是閩南音兩千年來保持的，三百年前傳到歐洲成爲 tea。

# 微生物的世界

今年的夏季，包括七月四日國慶夜的煙火，幾乎每個週末都是激情之夜，像台灣會館的成立大會、陳水扁的演講會、台灣文化之夜、林榮德的台灣音樂藝術節（尤其是林玟君和林沂蓁兩小姊妹卓越的小提琴演出），盧孝治、呂秀蓮的桃園之夜、謝長廷的演講會等等都令我十分感動，坐在台下雙掌都拍紅了。我還缺席了台灣人教授協會年會及北醫校友會年會。

上星期六晚，我陪太太參加輝瑞藥廠和洛杉磯自然歷史博物館合辦的「微生物世界」，可能是太太來美國之後曾修過病理檢驗，所以對顯微鏡下的細菌比較有興趣，我只好放棄台灣人醫師協會的大會，去參觀令人深省的「Microbes」，雖然不必鼓掌，也無所謂激情，那晚回家後也早早上床，可是卻半夜醒來，迷迷糊糊，輾轉反側直到天亮，覺得後齦牙床又開始浮腫了（是微生物作怪？）。

這次「微生物的世界」展出的特點是在暗室中，利用視覺科技，讓各種和人體有利害關係的微生物一一呈現出眼前，非常立體，甚至你可以伸手去「摸」它。像引起小兒麻痺、愛滋症、流行感冒等病毒，它們結構之簡單完美，實在令人驚訝。一些病菌像霍亂、鼠疫、大腸菌、肺炎等比較複雜，比較不可愛。

我突然聯想到遠在加拿大愛蒙頓城的好友陳明雄博士，今年春天他返台在家鄉母校舉辦的「顯微世界」，不知可以吸引多少小朋友去參觀。輝瑞藥廠財大氣粗，發給醫藥界的邀請函特別註明歡迎攜眷參加，在一千位參觀者中約有三分之一是小朋友，非常熱鬧，西式晚餐還有專門替小朋友準備的食物。

在介紹如何有效利用抗生素去治療肺炎的學術演講之後，大家排隊領取豐盛的自助餐，太太正納悶爲甚麼老中今晚來得少，突然有人叫我一聲老師，我一下子認不出來，原來是小學妹陳伶伶，好幾年不見，她身邊多了一位高大英俊的洋先生和一位很漂亮七歲的女兒。閒談之下才知道，她辭去藥廠的研究工作，在阿凱利亞華人集中的社區，開一家完全洋式的連鎖店藥局，週六也不必開店，令人羨慕。她過的是完全洋化的幸福生活，顧客百分之八十五是洋人，正好和我的藥局相反，我的顧客百分之八十五是華人，百分之十五是洋人。

在浩翰的宇宙中，我們的太陽系算是渺小的星系，地球上的人類則是近幾萬年冰河時期漸退，氣溫逐年溫暖之後才較適宜在地面活動。我們常自以爲是靈長類，是最理想的生物，而且自誇可以創造上帝和萬物。在小兒麻痺的說明室內，有一張幻燈片是四五〇〇BC，即六千多年前埃及的壁畫，顯示一位男人持拐杖，右腿肌肉萎縮。站在我身旁有兩位十一、二歲的小兄弟問他的父親，爲甚麼小兒麻痺病毒會使腿肌肉萎縮，我本想讓他們摸摸我的右腿，還有我右側彎曲的脊椎，後來怕驚嚇他們，所以我就保持沈默，雖然我也無羅斯福總統的政治雄心。（他和部僚極力掩蓋他的小兒麻痺病狀，怕選民不選他。）

五十年前，全美國還是小兒麻痺疫區，每年小孩死亡人數遠遠超過目前的愛滋症。蒙醫學科技之賜，一九五五年之後開始有疫苗，如今小兒麻痺已在全世界絕跡。不幸的是，台灣的孩童每年還飽受腦膜炎、登革熱、腸病毒等等的威脅，而且無法接受世界衛生組織的支援，實在可憐。往後幾年將更加危險，因爲今年中國的長江流域已經連續兩個多月的水災，人畜傷亡無數，新的病毒，新的傳染病勢必影響台灣，甚至全世界的衛生與健康。

認真想來，中國的飛彈並不可怕，可怕的是你眼睛看不見的中國病毒。

## 科學實驗

七月的『醫藥生活』週刊曾轉載一篇英國科學家們對「雨中行」的實驗，大意是同一距離，快步時被雨淋濕的程度比慢步少。這種實驗台語說用膝蓋想都想得出來，不必用到大腦。當一陣驟雨來時，街上行人不是紛紛走避嗎？走慢的就被淋濕，很明顯的，降雨量與時間成正比。英國科學家還愼重其事的叫人穿內面防水（可以除掉皮膚濕氣的變數）的毛衣，分兩組，一組快步，一組慢步，到達終點後脫下毛衣秤重量。結論是快步者的毛衣被雨淋得少。如果結論相反的話，那才奇怪啦。

記得小學一、二年級時，上課的休息時間，如果下雨，大家只好呆在走廊望雨興歎，有的同學忍不住，想施展矯捷的輕功，在雨中穿梭，希望不被淋到，結果當然贏得哄堂大笑。有一位同學說他慢慢走也不會被雨淋到，果然，因爲他手中有一把傘。所謂輕功、氣功對小孩子來講都百試不靈，路上有一凹雨水，每個小孩都曾試從水面走過，結果都把鞋子弄濕了，還惹了一身罵。好玩的是有些中年人，尤其是婦女，卻像中了邪，不僅相信而且著了迷。

像大家都熟知的阿基米德在浴盆中的浮力實驗，伽利略在斜塔的地心引力實驗，都成爲物理定律，好像我們生得太晚，許多重要的定律都被人捷足先登了。其實在日常生活中，還是可以從細心的實驗當中得到最佳結果。最容易悟出大道理的是園藝栽植。植物的生長是需要水、陽光和養份，如何安排，就是科學實驗了。

譬如有一次我參觀徐先生的庭園，他很有研究精神，兩三年之間就種瓜得瓜，種豆得豆。我印象較深刻的是請教他如何保養草皮，他的心得是不必天天澆水，看氣候，夏天一星期噴兩次，噴久一點，讓草根充分濕潤，草就長得好。

當孔子說：「吾不如老圃」時，君王及學者把它當耳邊風，只是尊崇孔子而已，而把成千上萬的老圃踩在地上。科學之所以不發達，完全是帝王獨裁造成的，只有在自由民主的環境，人民才有科學創新的精神，君王本身被利益集團束縛，即使有心提倡科學，也無從發揮。這也是爲甚麼美國的科學發明那麼進步發達，因爲它是第一個追求自由民主的國家，也是移民的國家，眾多的新移民及其弟子對美國科學的貢獻是有目共睹的。

有一位長輩七、八年前患關節炎，人家介紹有效的中國成藥，他就買來試看看，果然可以減輕腫痛，所以就天天吃，過幾年，他的腎臟壞了，要洗腎，很辛苦。他只聽說中藥沒有副作用，那裡知道藥廠偷加美國仙丹，吃久了，中毒了，才曉得。這種實驗，在哲學方面、政治方面也經常發生，像種族主義、軍國主義、共產主義，初聽起來很完美，比吸阿片還過癮，最後才發現副作用太多，代價太大了。

# 考古新方

今年的冬季因聖嬰氣象的影響，南加州雨天特別多，雨一停，來藥局拿藥的也異於尋常的擠在一起。加上醫藥保險公司紛紛推出各種不同規則的處方藥卡，不僅消費者持卡人搞不清，藥師也在電腦連線申報操作時，頻逢困境。很多藥品保險公司不付，或自付額忽然提高，造成顧客不必要的誤會。每天九小時車拚下來，不神經衰弱、不沮喪、不勞累的藥師似乎沒有。回到家隨便吃吃，就準備休息了。如是下雨天，顧客少，回到家還有精神看點雜誌。

前幾天看到兩篇利用原子物理來考古的文章，很有創意。整天和保險公司交涉敲鍵盤（比古早時做生理彈算盤還十倍苦惱）之餘，能欣賞一兩篇好文章，自然想要和讀者們一起分享。現代科技的分析推測，比小說中的神探還精彩準確。

話說英國林肯郡有一座古老的主教城堡，雖年久失修，卻是加拿大一位地質物理學家 Borradaile 經常光顧的地方。本來只是去該地探望雙親，有一次靈機一動，心想建築城堡的石塊裡邊有鐵的成分，鐵原子外圍電子的排列與地磁南北極相關。由於城堡修建歷史記載非常詳細，從一一六〇年開始，直到一八五〇年都可查出那一部分是那一年修建的，何不取一些樣本回實驗室看看年代與磁化程度的關係。

岩漿開始冷卻硬化成石頭時，其中鐵原子就順磁排列，是所謂強磁化。石頭如被移動，千年百年後，鐵原子又會慢慢再順著新地磁，即是弱磁化。往往弱磁化會掩蓋早先的強磁化，地質學家常常要將石頭加熱以消除弱磁化。這位 Borradaile 教授發現一八五〇年城堡用的石塊只須攝氏三九〇度即可消除弱磁化，一四四〇年用的石塊須五〇〇度來消磁，西元三百年羅馬人入侵英國遺址的石塊則須六六〇度來消磁。至於強磁化則須數千度以上才能消磁，用這個消磁溫度就可以簡單測出世界各地古蹟的真實年代。

有的學者認爲羅馬文明是因過度使用鉛的器具，引起鉛中毒而衰退的，有許多證據支持這種論點。最近澳洲伯斯市一位大學教授 Rosman，和他的同事從格林蘭 Greenland 冰層探取的三千公尺深冰柱心中，發現西元前一五〇年到西元五〇年間，冰柱心含的鉛塵有七〇%來自西班牙西南部的 Rio Tinto。這和歷史記載的羅馬人當時大量開採鉛礦吻合，在這兩百年間空氣中的含鉛量比其他期間多出四倍。但是和一九三〇至一九九〇年間因使用含鉛汽油相較，汽車排出廢氣致使空氣中的含鉛量比羅馬時期又高出二十五至五十倍。

爲何 Rosman 可以肯定二千年前的塵埃中含的鉛七〇%來自 Rio Tinto 呢？原來鉛礦中含數種同位素，一般在岩層中的鉛礦同位素（質子加上中子的數目）二〇六比二〇七高出很多，但是 Rio Tinto 的鉛礦是含在銀礦脈中，所以二〇六／二〇七比率低許多，由此可證明二千年前的產業開發。用精密的儀器，即使是微量的樣品，亦可知道人類歷史上的活動，實在美妙。

# 廣告花招

一個多月前，美國媒體大肆報導一種健康食品，聽說可使婦女大腿上的贅肉消失，我四處詢問都說貨未到，後來查出主要成分不過是銀杏、葡萄子、紅苜蓿等常用的草藥，鐵定無效。果然，在兩星期之後就有不少專家出面說明無效的理由，進口商（意大利的產品）遲了一步，沒能在大眾傳播免費宣傳時大賺一把，以後要憑真本領推銷就很難了。

半年前洛杉磯有一家健康食品店突發異想，宣告研發新產品服用一個月後保證豐胸隆乳，一時國際網路塞車，台灣的生意人委託美國親友來打聽，我試了幾次電話終於接通了，聽對方是中東人的口音，公司設在比華麗山莊，我就心裡有數，又是老千耍寶。

英文俗語 Too good to be true，妙得不敢相信，天下那有這麼好的事，可是就有一部分的人相信奇蹟，尤其是花點錢可以買到奇蹟不是更妙嗎？生意人就抓住人性的弱點，不負責任的亂宣傳亂廣告，甚至提高數十倍的價錢，還是有人上鉤。像廣告治癌症的中國草藥「天仙幾號」，是有名的乘人之危、落井下石的產品。據南加州癌症專家閻雲博士的經驗，凡是捨現代醫學而花大錢去買「天仙幾號」的患者，都提早成天仙了。

有一回商會邀我去演講，我就直直的將我所知，向聽眾解說每一草藥或健康食品的用處，以及它們的缺點或副作用。當我講靈芝講到一半時，主持人向我耳語，說某會員先生正要拓展靈芝市場，請我美言幾句，我隨即歡迎靈芝先生上台發表他的高見。聽說他的靈芝在台灣排名第一，累積雄厚資本要來美國設立直銷式推銷網。後來我也參加過他主辦的靈芝年度大會，實在精彩。不幸過一年，靈芝先生突然壯年去世，聽他的好友講腦瘤是主因，令人感嘆腕惜，他本人可能相信靈芝可治百病，什麼腫瘤吃靈芝都可消除吧。

最近美國國會舉辦一次稀罕的「不實廣告聽證會」，有幾位受害人及家屬，聲淚俱下地控訴不實廣告之害。原來每年都有訂雜誌大摸彩的廣告，寄到每一家庭，或在電視顯出一個家庭主婦無意中得了一百萬美金的大獎鏡頭，太吸引人了。有些人以爲多訂幾份雜誌可以增加中獎機會，省吃儉用訂了幾十份，甚至同樣的雜誌多訂數份而不察覺，跟買人壽保險一樣，買過頭了，結果是生世凄涼，心中但存幻想而已。

前幾天有幾位女士詢問生長激素注射劑，原來她們聽信一些半路出家的博士資料，每天注射一點點生長激素，使女人看起來年輕又漂亮，且有美國同事爲證。我實在不懂生長激素的妙用，只略爲知道用之不當後果難料，一定有副作用的。對小孩來講，生長激素是天生必要的；長大後，雄性或雌性激素會抑制生長激素的分泌。據藥廠的說明書，成年人注射生長激素主要的副作用是水腫 edema，我猜可能是因爲皮膚水腫，所以看起來比較凸皮感覺水噹噹吧。另一種除皺紋的美容藥膏蕾婷 Retin A，也是暫時使皮膚水腫而有點效。服用胎盤素也有些健美作用。像這些仙丹妙藥都得「戒急用忍」。

寫到這裡忽然想起來自己也是生意人 businessman，何不趁機替『實用天然藥物』一書打廣告，只剩數十本，每本十五美元；『醫藥與生活』(二)十美元，外地多加郵費五美元，支票請寄 Dr. Ping C. Cheng, 600 W. Main St, #106, Alhambra, CA 91801。

# 祈禱可治病嗎？

數百年來突飛猛進的科學，已經把宗教貶低了，人們有時將宗教和迷信劃等號，甚至也實驗了數十年無宗教的共產主義，結果我們知道以獨夫要來取代神的地位明顯的是失敗了。高高在上的宗教固然不好，科學和宗教可否並行不悖？

最近有人指出大腦某一小地區可以解釋爲信仰中心，人類長期處於叢林、山嶺、海邊、平原等大自然環境中，生命是極脆弱的，對大自然的威力難免會生出敬畏，這種敬畏的心理世代相傳，有可能在基因上、在組織上發展出特殊的功能。天下事無奇不有，甚麼都有人信，都有人拜，信了、拜了是不是比較平安健康？笑聲可以治病，祈禱聲也可以治病嗎？

一九九八年三月二十三日的 Forbes 財神雜誌有一篇文章，就是討論這個有點不好惹的題目。紐約市一位知名的心理學家 Dr. Ellis 頗不以爲然，他認爲如果您去問虔誠的教徒，問他們是否快樂、婚姻是否幸福，他們一定說是的，但是他們可能不說真話。

一九九七年十月杜克醫學中心的 Dr. Koenig 發表一篇統計，指出老年人固定星期天上教堂的，比呆在家看電視的血液中的 interleukin-6 較低，這個特殊成分高時，易引發多樣性的平滑肌腫瘤、B-cell 淋巴癌，及其他自體免疫的病如關節炎等。

但是 Dr. Koenig 的論文也有可能本末倒置，雖然他有注意到採樣時的慢性疾病及體能狀況，是否有病的、行動不方便的老人較少出門或不能經常去教堂。去年美國公共衛生學會雜誌有一篇報告的結論是：經常去教堂的人比偶爾去的人壽命長。一九八九年則有一篇統計（取樣四百人）指出肯定宗教信仰是重要的人，他們血壓的收縮壓比認爲不重要的人來得低。

是否除了遺傳與環境會影響人的健康之外，信仰也是一個因素？有一位八十五歲的富翁 Templeton 先生深信身與心是不可分的，爲此他捐出二億五千萬美元的資產成立基金會，由他的兒子，提前退休的小兒外科醫生 John Templeton Jr., 去推動宗教修養有益健康的研究。

哈佛大學醫學院的 Dr. Herbert Benson，曾著一本 The Relaxation Response，討論內心的寧靜可以降血壓，也可以激發免疫系統促使體內的自我康復。Dr. Benson 認爲祈禱是多數人求內心寧靜使心情放鬆的一個途徑，他一直在各大學醫學中心推動醫藥治療要身心兼顧，要整體治療，頗有類似傳統中醫的味道。

Templeton 醫師欣慰地表示，五年以前你想在美國醫學院選修一門有關心靈方面的課程是不可能的，現在許多醫學院都已設置這方面的課，而且是必修的。

兩年前，台灣正式認定「休驚」這一門民俗療法，我個人認爲它蠻有效的。尤其對小孩子，我的伯母經常替人休驚，我喜歡在旁邊看。至於像奇蹟式的跛子不再拿拐杖而可以走，瞎眼的被大師一推就眼明了，長年坐輪椅的在佈道大會竟然可以跑，那就不止是迷信而是騙局。

# 酒後開車

當對方說是代表「媽媽反對酒後開車協會」時，我毫不遲疑地答應捐一點錢，著實令她驚喜。我記得大約六、七年前，一位橙縣的高中女生被酒後開車的醉鬼撞死，法庭只判很輕的罪，女生的媽媽傷心之餘，立志修改法律，經過幾年的奮鬥，終於使「酒後開車也是謀殺罪」在加州成立，使得餐館不敢任意推銷酒類，顧客也彼此警惕。然而每天，尤其是週末節日，仍然有觸目驚心的車禍發生。上星期五夜，就有爾灣加大男生酒後開車，撞上安全島，車上四人因而死命或重傷。

一個月前紐約市開始實施，一旦發現你是酒後開車，警察有權沒收你的車，並吊銷開車執照，聽起來有點開玩笑，法律訂的太過份了吧！在統計約有四分之一車禍和飲酒有關，在青少年的比率可能又高一些，他們以爲喝一大杯啤酒沒關係啦，照開不誤，突然一隻貓或一隻老鼠橫過街時，腦內的酒精可能造成他愚昧的反應，如果你不幸在附近，他亂開的快車會比中國的飛彈更要命。

有一位青壯年的親友，他具有發明創造的頭腦，和精巧的雙手，是製造業的奇才，他也可以隨時控制血壓的高低，令醫生護士啼笑皆非。他的酒量不僅出眾，而且可以每晚痛飲。十幾年前將台灣的工廠遷去中國廣東，他繼續研究創新，事業蒸蒸日上，只是煙酒不離口，他不想戒，因爲他沒別的嗜好。前天他的愛妻給我電話，她擔心的事終於發生了，那一晚與朋友聚餐後，司機送他回工廠宿舍，後來他想去找另一位朋友，怕司機太累了，就自己開車去，可能因爲是對方開香港車，方向盤在右邊，再加上他自己酒意未消，在鄉間道路和對方來車相撞，一命歸天。真不敢相信那麼壯的一條好漢，就這麼容易地走了。

也許你會歸罪於一國兩制行不通，怎麼可能左邊就是右邊呢？我認爲要在中國嚴厲執行酒後不得開車的法律可能還要等二十年；台灣呢？可能還要等十年。對「酒後開車」的不同態度，大概也能分別出那個是已開發、未開發或開發中的國家吧。也許中國和台灣政府都不必發動戰爭來解決人口和失業的問題，只要繼續推行毫無節制的煙酒政策，和保持車禍率居高不下的交通，每年死傷數百萬中國人和數萬台灣人，現在就可算出來。（後註：沒料到一九九九年五月台灣的立法院就通過稍微嚴厲的酒後開車的處罰。）

有一半的車禍聽說是因為道路設計品質不佳和交通標幟信號不良而引起的。加州的城市在這方面是年年改進，只是還跟不上汽車的速度。同樣的街路四十年前平均時速只有三十公里，現在加快到六十公里，危險性也就居高不下。

二十年前我剛從東南部鄉下大學城搬來洛杉磯時，實在對快速的交通有點怕，要出門都得仔細看地圖，還常被後面心急的車按喇叭。現在開熟了，偶爾會奇怪我怎麼練出來一身是膽，還會回眼瞪一下開慢車的老人，我還需要修養自己，以期成為模範司機。

也許你是滴酒不沾，或者只在家裡喝一點，酒後開車與你無關。不幸的是如果你居住的地方對酒後開車只是以看笑話來對待，你的家人、你的親友遲早會冤枉輪下，亂七八糟的交通和彎彎曲曲的司法一樣會傷害人命。

# 磅秤

「你們這個磅秤準不準？嚇死我啦，才來美國一年就重了八磅」。

「十全藥局」開張不久，我就去洛杉磯城中心，買一台很重又很準的磅秤，可以秤到一百公斤即二百二十磅，精確度是半磅。主要是方便越南新移民，他們省吃儉用，過年過節就買大包小包的美國貨，運回越南，贈送給留在那邊的親友，拿去黑市變賣。聽說一箱三十磅的包裹，就夠一家庭一年的開銷，可見戰後的越南是多麼貧困，當時他們最常寄的是布、味精、收錄音機、藥品等等。

後來親友慢慢離開越南，越南也在日本、台灣的大力投資下，民生工業逐漸恢復，來藥局寄包裹的越來越少。這台磅秤並沒退休，繼續提供顧客秤體重的重任，偶爾有人要去機場之前，也會先來過磅行李。

一般家庭浴室用的磅秤，一台二十美金左右，不易準，量慣了，也可當日常參考，偶爾來藥局量一下，回去可以校正浴室的磅秤。我只要說當時我付七五〇美元才買到這個磅秤，大家都嚇一跳，很少再懷疑它的準確性。有時小孩子好玩，在磅秤上亂跳，媽媽很緊張，怕磅秤壞掉，我都老神在在，微笑從容，跟孩子的媽媽說，沒關係，讓他玩好了，有時幫她抱嬰孩，她就可以知道她自己和嬰孩的體重。十八年了，當年的嬰孩有些都已結婚，甚至再抱嬰兒來秤了。

怕重的人要站上磅秤之前，必先脫鞋，放下皮包手提袋，脫掉上衣，甚至把口袋裡的鎖匙銅錢都掏出來，有的小姐自己不敢看，還要請店員小姐幫她讀磅數，真是必恭必敬，行禮如儀，減一磅則喜，增一磅則嘆。

有一位智弱中年婦女瑪莎，住在隔兩條街的療養所，每星期定時走來秤兩次，八年前是一三〇磅，到上個月最高曾達一六〇磅，昨天來量是一五七磅。她出門不帶錢包，日常的藥品也不知道那家郵遞公司包辦。即使藥局很忙，她也直直的站在磅秤上，等店員小姐幫她確定磅數，好像秤體重是她一天中最重要的一件事。剛開始我們偶爾會開點玩笑，後來她實在太胖了，我們只好替她可惜，替她打氣。她的臉蠻漂亮的，但是沒笑過，只聽她重複講她還沒生病以前上班的風光。

秤是要精確的量出地心引力給予的重量，在中藥店還可以見到用秤桿秤錘來秤藥材的錢兩。西式用天平，一邊放法碼，一邊秤粉末、油膏等。化學天平可精確到〇・〇一mg以下。一般彈簧式的體重計精確度一公斤就不錯了。十年前我在柑縣也有一家「十全藥局」，有一天縣政府職員慎重其事的來校對藥局的小磅秤，平時我們只是用來秤郵件，校對完他貼一張合格標籤，給你一張帳單，洛杉磯縣好像沒這種「服務」。

每次秤體重時都笑嘻嘻的似乎只有小孩子，因爲他們一心一意要長大。約十%的小姐嫌自己太瘦，其餘的都怕胖，甚至不敢站上去秤，有的還明令我們不准偷看她的磅數，就像她怕人知道她的歲數一樣，女人多了一項秘密。男人則不大在乎體重，輕重自如，而且大都希望看起來壯壯胖胖的，這樣穿起西裝來才帥。大概是君子不重則不威吧。

體重是健康的一大標幟，突然瘦下去或胖起來要詳查原因。如果中年人（四十歲左右）體重超重十公斤，統計上壽命減少十歲。本草書上一些養生長壽的藥物都記載「久服輕身延年」，非常吻合二十一世紀的新潮流。二十世紀中葉美國醫學界、健康人壽保險業，以及農業部訂的營養體重標準太高太重，差不多每十年，哈佛大學的公共衛生學系就呼籲標準體重要再降低，害我本來努力餐食，腰圍日壯，穿上新西裝沾沾自喜，現在都被認爲是小胖，不得不加強修心養身，非餓勿食，非時勿食，非份勿食。

寫到上段停筆，匆忙吃碗麥片牛奶，就來藥局開門，看見瑪莎等在門口。我請她進門，她卻說昨天她秤過了，遞給我一盒南瓜派餅，說：「感謝多年來讓我用磅秤，請你收下這個小蛋糕，下回見。」原來昨天是她的生日，打扮特別漂亮，而且也瘦了兩磅，朋友送她派餅，她不敢吃，轉送給我。沒想到磅秤也會替我結緣。

# 春光乍洩

兩位三十出頭的香港仔，遠渡重洋，到阿根廷的首府討生活，在互相照顧之餘，演出一場又恨又愛、難分難捨、恩怨交加的同性戀曲，這部題爲「春光乍洩」的電影，已贏得一九九七年法國坎城影展最佳導演獎，其他影展也可能再獲獎。即使先進的歐美社會，對同性戀的問題，除了好奇、懷疑、否定之外，只有少數人能夠坦然接受。中國人也有同性戀？

十月初的周末下午，我帶一位大學同窗的兒子（他想來加州深造）到巴沙里娜參觀亞太博物館、市政府大樓。接著想帶他去巴城的「西門町」Old Town逛街，剛把車子停好，看到對面小公園好像有園遊會和熱門音樂，我們就走過去，一進場地，有一位面帶微笑的亞裔青年前來歡迎，並贈送兩小包禮物，我一看就猜出是安全套，但是包裝上印的是兩個男的擁抱，我不大肯定的問「Two Men?」，「Yes, two men, you are welcome!」看了兩三個藝品攤位，和場地掛的標語，彩虹七色的旗子，我頓然大悟，原來這是同性戀園遊會。

我們走向小山丘那邊的音樂台，買了冷飲倚著大樹頭，聽那聽不懂的熱門音樂演奏，在草坪上坐滿兩三百成雙成對男男女女（不是男女男女），很輕鬆開放的表達他們的欣喜、自由和滿足。其中有一組三男，站著擁抱在一起，因爲天氣炎熱，他們只穿緊身泳褲，隨著音樂前後搖擺，樂此不疲。

同性戀團體在美國算是弱勢團體，即使在相當開化文明的巴城，願意去接近、去同情、去支持的群眾還是很少，場地中看不到任何一家大公司的廣告牌子。我相信還有更多的同性戀者，他們不敢表明，不敢和愛人公開在陽光下親近。

我們隨意繞場一周，離場時一位服務員親切地說「請明年再來！」，走不了幾步，遠看一位婀娜多姿，打扮入時的少婦迎面而來，正猜想她會是同性戀？有一位衣著稍微樸素的女士叫「珍！」，兩個女的隨即欣喜相迎，手牽手相依步向小公園，讓我們這位剛從台灣成大畢業的小男生大開眼界。

最近科學研究已知有同性戀的基因，並且男同性戀者腦下垂體前葉的第三間質核 IN AH3比一般的小一半。也就是說數萬年來他們天生如此，並非罪惡，並非學壞，界於非男非女，是男是女之間。數百年來有不少聰明才華超人的同性戀者，因無家室之累，而能潛心潛力於科學、美術、音樂、文學等領域，貢獻全人類。

大多數同性戀者是兩個人同居，也有爭取結婚而成功的例子，今年就有一對美台同性戀人，在台北市舉行婚禮，請開明的陳水扁市長主持，一時台灣的「玻璃圈」爲之士氣大振，不少名人才子也紛紛表明他們是同性戀者。美國的電視早於十幾年前，就以同性戀的起居生活，做爲連續劇的題材，被收養的孩子有兩個爸爸，而成爲喜劇的對象。美國幾位議員也不時鬧出孿童的新聞，可見有的異性戀者同時是同性戀者，基本上，同性戀的婚姻和一般婚姻同樣，不是冤家不聚頭，由於缺乏法律及道德的約束，同性戀者的婚姻更加多災多難。

愛滋病給同性戀者相當大的打擊，但是由於他們教育程度較高，很快就知道用安全套，近十年來患率直線下降。下一次你去參加園遊會，如果有人送你安全套，請你不要生氣，你的親戚兒孫之中就有可能是同性戀人。

# 十二生肖

「喜深思，認真工作，講話坦率，時常自不量力。」

「善交際，會賺錢，廣結善緣，有時多嘴。」

「精力充沛，誠實，敏感，勇敢，易衝動急躁，固執，努力工作。」

「講話溫柔，有才能大志，力求精緻，深受眾人信賴及喜愛。」

「非常有耐性，很聽話，善於啓發，易信任別人。」

以上五則是譯自我藥局牆上掛的「Chinese Zodiac」，十二生肖。幾年來深受許多洋顧客和青少年的注目及喜愛，印刷漂亮，還有圖，讓你知道那一年生的是屬甚麼生肖。你可以猜出來，上面每一則是描述那一生肖嗎？依序是雞、馬、龍、兔、牛。我想你不會猜對，也可能相信它，認爲它講的多少有點道理。

但是，如果你有頭腦的話，你會想它的娛樂性遠大於真實性，怎麼有可能同一年生的就有相同個性？稍微回憶一下你以前班上的同學，雖然同年生，卻每個人個性不同。再說，十二生肖的主要目的是要識別年齡。

古早時，新皇帝上台，就立新紀元，像最後一個王朝中華民國，還好一點，不是換總統就換新紀元，我是民國××年生的，總比我是中正××年或經國×年李登輝×年來得有共識。讀書人可以背甲乙丙丁子丑寅卯，用一甲子六十年來說明「貴庚」，鄉下人只記得鼠牛虎兔十二生肖，稱兄道弟，問生肖就明白了，譬如我屬馬，再怎麼恭維我，都不會錯認我是四十幾，或是把我看成六十幾。

近兩年隨著政治的開放，世界性的西元幾年慢慢在台灣被使用，同時西洋的星相 Zodiac 也突然在台北時髦流行，書商以影歌星率頭，翻譯的、亂編的星座、血型、個性、愛情等一時洛陽紙貴，本本暢銷。是好玩，如果信以為真，那就跟皇曆一樣，是百分之九十九的迷信。只有笨蛋才信廿三戊辰宜祭祀、入學、捕獵、沐浴、理髮、訂婚、伐木。西洋的星座是甚麼？我有一個洋朋友他十一月初生，屬 Scorpio 天蝎座，他藉以解釋為何他性慾特強，如果屬實，那麼美國男人至少一半屬天蝎座。西洋古代的天文學遠比中國落後，西洋的十二星座代表一年的十二時節，直到二百多年前才建立起來。如果生日和當時夜晚天空較明顯的星座有任何關聯的話，那是文學家和書商的傑作，而且東抄西拼，你也可以七日之內編一本。

不論你根據的是甚麼，每一則你都要多誇獎，然後放一句或兩句的警語或評貶。聽說你的英文不錯，你為甚麼不用英文寫一本「十二生肖—你的婚姻與事業」，保證明年你就是美國的暢銷作家，名利雙收，說不定再過幾年翻成中文又賺一筆。

# 勤儉為治家之本

藥局的小書房掛了一幅家父手書：「勤儉為治家之本，和平是處世良規」，等候拿藥的顧客，遠遠就可以看到，是他最拿手的行書，用的不是好筆，墨汁也濃淡不均，家父說是練習寫的，不登大雅之堂，但是我視為墨寶，央求給我帶來美國。

家父生於一九〇〇年，幼時好玩，練過拳腳功夫，幸有入漢學及日制高等科（等於現在初中），在鄉下當老師和在家都威恩並施，學生和家兄們常遭「五根牙」敲頭的體罰。不知是因家父所謂的時代改變了，還是因為我是老九幼子，從來沒被家父敲頭過。讀小學時，嘉義諸羅城的民風依然強悍好鬥，我也有幾次約對手在學校旁邊打架，常掛彩或衣服撕破。有一次，二姐替我縫一件漂亮的白上衣，第二天從學校回來已斷袖掉鈕，比眼角被捶腫還衰敗，那時候，是破了就補，一年才有一件新衣服。所以，「和平是處世良規」在下深深體會。

等到我開業藥局，跟一位經濟系畢業的老美學英文時，才知道「勤儉治家」原來就是資本主義的基礎。在台灣那些狗屁專家、御用學者，視三民主義為金飯碗，批評資本主義和共產主義的缺失。當學生的為了考試只好照唸照背，結果是愚民洗腦而已。要創業，不論是辦報紙或是成立台灣會館，首要是資金，有人捐贈當然是好，但是最主要還是要勤、要儉，和懂得怎樣治。

從小，我一支嘴就比十根手指厲害。不會做，不會做，做不好時，我都有很完美的藉口，譬如妄想不會修理木屐，但是我可能會做皮鞋！

雖然我素描不好，但是畢卡索那種畫我也會。家父就一再鼓勵和告誡，「勤能補拙」，聰明是有用，然而勤更實在更有成就。跟大多數人一樣，我比較樂於接受誇獎，從掌聲中受感動，再更努力更上一層。但是，偶爾也很感謝少數肯說實話的人，指出缺失或錯誤的地方。

把事業工作當做自己的，就會勤，就會儉。有一次我對報社的員工「訓」話，請他們節省開支。我舉一個最小的例子，迴紋針，我認爲它是最合乎環保的設計發明。見到地上有迴紋針掉了，我就撿起來備用，用了幾十次，十年後它還是和新的一樣好用。電腦印過的紙，背面空白，剪來做電話留話、雜事筆記，或寫稿子都很好用。我不喜歡用印有格子的稿紙，近五、六年用的是我姪女送給我的，從銀行廢紙箱選出來的白紙，只要我寫整齊一點，打字員都樂意打我的文章，錯別字也少。

我也不是節儉到像以前在台灣那樣，一張白紙寫滿兩面（聽說德國人到現在仍然保持那種愛惜紙張的德性），在藥局有空讀信件廣告時，我會選只印一面的文宣，把它剪成四分之一，供藥局日常使用。

以前顧客常拿藥局的名片去抄電話號碼，所以一千張名片不到半年就用完，現在廢紙再利用，一年後名片還有剩，還不必重印。紙袋或塑膠袋也是一樣，能多用一次，就節省能源，減少污染，減少開支，增加資本。我有一位香港來的顧客，雖然退休還有點錢，不但要名牌藥，而且要原封，他第三次結婚，對象仍然是未婚處女，實在厲害。可惜，他既不健康又不快樂。

許多事業不以賺錢爲目的，像公益事業、文化事業，但是也不能虧損太多，服務也要酌收工本費。例如台灣人的報紙，社團活動消息太多，是報社一大負擔，應依版面大小略收「廣告費」，如此報社才有經費聘請專業記者編輯採訪。有的訂戶讀者會指謫不合意的廣告或報導，徒增報社財政困難，減少更多訂戶。像報紙這樣超然的公器，被逼成少數人意識形態的私用刊物，實在不幸。而這些少數讀者可能不慷慨捐錢，也不願意做義工幫忙，只讓社長疲於奔命，哀求拜託、又破財。

講老半天就是不敢奢談「治家」之道，可能當年家父沒耳提面命。你說我怕太太？那我也認了，樂得清閒。

# 古董鑑賞

每星期一晚上八點到九點，洛杉磯的教育電視台有 Antiques Roadshow 古董巡迴展的精彩節目，一年多來，成爲妻和我共同喜愛的電視節目（星期六晚上六點重播一次）。

美國人所謂古董大概一百年以前的東西就算了，也有只是幾十年，但是製作精巧或孤一單本的紀念品及藝術品也可歸類於古董的行列。

前兩星期是播出在洛杉磯商展中心（每年夏天在北美各大城市巡迴舉辦）的古董鑑賞，每一個人買票進場後，有人先幫你手上的古董分類，然後由義工帶你到專家的桌前，不另收費，如果你的收藏被選上錄影拍片，只要你同意，節目製作人就幫你安排上鏡頭，每次鑑賞會都有六、七十位藝術收藏專家，他們分別專精大約二十類的收藏品，如：美洲印地安人手工藝、殖民時代的家具、南北戰爭的武器與紀念品、玩具、洋娃娃，歐洲瓷器和玻璃、油畫、中國瓷器、日本手工藝、書籍和手稿、鐘錶等等。

譬如有位先生端來一個大花瓶，塗上綠色的油漆，一向放在客廳入門處擺雨傘用的，他也忘記是幾塊錢去買的。專家將花瓶的造型和底部的簽名仔細說明，原來是名家的作品，他教收藏者怎樣把綠油漆洗掉，不要再擺雨傘用了，目前拍賣行情大約是美金一萬元。

另有一位太太，她在人家的車庫拍賣中，以二十五元買一個細腳的茶几，她很喜歡，想知道是那位師傅在那個年代做的，專家一看，不得了，去年她主持的拍賣會就曾賣出同一類的茶几，時價二十幾萬美金。後來這位太太就委託拍賣，結果現場喊到四十八萬才成交，多麼令人感動的故事！如果沒有慧眼識古董，那茶几說不定幾百塊錢就被買去，或是永遠蒙難在小房間裡。

當然也有人以數百元或數千元買來一幅假的或仿製品，鑑賞家都會詳細舉出真品與假冒品之區別。有的仿製品本身極其精美，也有它的小小價值。巡迴古董鑑賞提供美國人民對文化、歷史和藝術的素養，同時發掘收藏於民間的古董寶貝。有的專家單憑一支手槍、一個茶罐、或一幅畫而講出一堆少爲人知的歷史故事。

衣食足而知榮辱，品味古董也要心有餘。週六清早我家附近偶有車庫拍賣，前面路邊總停好幾部車，其中必定也有人像我這樣富於冒險的精神，只要花幾塊錢買了你中意的，即使不是古董，亦可賞心悅目；萬一被你碰到了，也可發筆小財。

我很高興知道有一位晚輩的親友，小留學生來美國六、七年後，進名校就讀。她後來選藝術史當主修，她爸爸很生氣，認爲讀那些沒路用的東西，畢業後大概能當博物館導遊就不錯了。其實行行出狀元，藝術史讀完後有許多不同的職位，古董鑑賞、古物維修、拍賣公司等都需要這方面的人才，更有人以收藏買賣致富的更不在話下了。

# 更深犬吠

今年夏季午後的氣溫經常超過體溫，是南加州數十年來最熱的一年。後院隔牆的狼狗白天睡，夜裡特別有精神，我如果在後院活動或慢跑，牠會用吠聲來替我助興。有幾個半夜被牠莫名其妙的吠聲吵醒，實在太愛睏了，我就躺在床上，試圖解析吠聲的連續性，牠最多連續吠三聲，然後接一聲或兩聲，再接兩聲或三聲，但是很少重複，像三—一—二—二—三—二—一，吠得急（可能比較興奮或緊張吧），牠也會三—三—二—三，尚未出現連吠四聲或五聲的，大概連吠三聲之後就要半秒到兩秒鐘的休息（白天牠可以連吠五、六聲，但是輕聲一點）。

幸好左鄰右舍的狗兄弟沒有同流合吠，顯然它們彼此之間沒有共通語言，牠是吠給主人聽呢？向樹上的松鼠吠？還是單純練嗓子，那我就不知道了，總不會是無緣無故在四更半夜要吵醒我吧，通常牠只是對接近牠領域的活動者提出警告，或表示善意歡迎。像對街的那隻白狗，一看見我走到前庭澆水或做園藝活動，牠會吠幾聲來說哈囉，因為我可以看到牠邊吠邊搖尾巴。

記得七、八歲時，有一天下午和幾位小朋友在隔街的鄰居處嬉戲，有一隻中型的台灣土狗也跟我們湊熱鬧，不知道為甚麼，牠突然低吼一聲，就往我胸前撲過來，我措手不及，竟然跌進小水溝裡，著實嚇一大跳。一位年紀較大的玩伴及時制止狗的衝動，他說聽到狗低沉的吼聲就要趕快後退走避。

基本上我是喜歡跟狗玩，不大怕狗，也好幾次養過狗，對狗性應該是相當瞭解，然而狗的反應有時是令人意想不到的。

譬如蜀犬吠日，狗吠火車，主人有難家犬會號狗螺（長聲嗚嗚），狗應該不只是奴性，也有靈性預感吧。我們知道狗的嗅覺極靈敏，狗與狗之間到底怎樣連絡，怎樣互相表達意思？靠那吵人的吠聲嗎？

最近科學家才研究出大體積的哺乳動物，像鯨魚或大象，會用人類聽不到的低音，傳遞信息遠達數百哩或數哩之遙，牛跟馬也有類似的本能，野狼呼嘯大概也能傳達彼此的信息，狗呢？可能讀者之中有深知狗性的狗博士，可以向他請教。

走筆至此忽然憶起從前在北醫生藥學研究室，錫伯族出身的那琦教授很喜歡唱一首滿州民歌，非常悲切，歌詞大略如下：

「紛紛的雪花滿天飛，
漫漫的長夜冷淒淒，
夜闌簫聲起，
更深犬吠遲，
意慘慘，聲厲厲，

殘燭餘膏微，
燭淚垂，搖搖欲息。」

我的生肖不是屬狗，只在兄弟姐妹中排行第九，小時候，有的親友喜叫偏名，就叫我老九的（台語九與狗同音），所以我有時也視狗與我同類。像我這樣常常半夜醒來亂寫一篇，大概也有人想知道這次瘋狗不知在吠甚麼。

## 有心插花

年初，妻經不起好友的再三邀請，終於下決心開始學插花，每星期四到松本教師家，研習池坊流 Ikenobo 的花道 Ikebana。數月來，藥局的鮮花不斷，每日進出藥局的顧客無不嘖嘖稱讚，被那奇形怪狀的枝條或難得一見的蒔花異果，引來好奇的詢問。許多太太希望能參加插花班，有些等不及，就拜託妻先代買劍山花盆。

也有幾位學過插花的，一眼就看出那種插法，注重線條與角度，而且應該是十分嚴謹的，是屬於池坊流，曾到松本教師那邊學過的，就猜出是跟誰學的。

像插花這種簡單的手藝，爲甚麼有的人一、二十年浸淫其道而樂此不疲？我猜一部份原因可能是一年二十四時節，花材各有特色，而有不同表現法，周而復始，所以不覺厭煩。

譬如初春桃花紅，剛插上去那一天只見光禿的枝椏，點綴一排像小甲蟲的小芽苞，過兩三天，芽苞驟開，一朵朵桃花由小而大而盛開，一星期後，綠色的葉芽微露，實在奇妙。也是薔薇科的昆斯 Quince，插上四、五天毫無動靜，莫名其妙，妻有點失望，沒想到隔天一看，好漂亮的花，好耀眼。

花道起源唐朝的佛教，日僧引進後，於西元六百多年，在京都地方始創池坊流，表現天地人三才的和諧。原本是用深的小嘴的花瓶，供奉於佛像兩旁，後來演變成淺盆，利用劍山來插排，增加變化。池坊也分不同流派，有的嚴謹，墨守成規，有的較自由開放，有的講求自然，注重花卉天性的表現。大體來講，東洋花道在意境上比較深沈優雅，比較耐看。

三月初我跟妻接受陳瑞麗女士的邀請，參加池坊流洛杉磯分會的年會盛典，大約三十位教師，每人各呈現一件作品，超乎尋常的大作品，實在美不勝收。我看到許多變形畸形的花木，是物以稀爲貴？還是缺陷也是美？

新教師今年有四位，聽說六七年來都沒頒新教師證了，其中之一是男性，而且是加州土生土長的西裔。鄰桌坐了一桌大人物，大半是男的，包括大使館人員，及池坊流總會的大師及會長。爲甚麼只有男教師才有可能成爲大師？我想跟日人的保守及創山祖師是僧人的身分有關。瑞麗姐今年開始在台灣會館做義工教插花。

半年前聲樂家及作家冷雨女士，拜託我將一兩百種西洋花草譯中文名，我在利誘之下，查了不少參考書，勉強交差，有的沒有譯過，只好找靈感。冷雨女士是花痴，她不但對西洋插花有研究，而且也畫花。看寄來的幾張插花作品的相片，真是熱鬧繽紛，花團錦簇，好像把花園每一種花都剪兩三支，然後插在大口瓶裡。西洋人大概認爲理想的人生應該是多采多姿，豐富圓滿吧。

有一年暑假我畫了幾張圖，拿去請嘉中美術老師黃金山指點，有一幅是百合花的鉛筆畫，自認畫得很神像，尤其是那凹凸多角像鱷魚皮的玻璃花瓶，畫了幾十小時才完成。沒想到黃老師一眼就指出，你畫的是塑膠花嗎？的確是塑膠花。

當時塑膠花剛流行，是時髦，卻無靈性，畫得傳神也沒藝術價值。幸運的是妻學的插花不是用塑膠花，讓我在不見天日的藥局裡，也能分享一點大自然的花開花謝，春去秋來。

## 豆花歌

六月十四是國旗日，透早就把美國國旗插上門口，看它在微風中飄揚，蠻漂亮的。吃過早餐，順手把冰箱昨天吃剩的豆花，拿到桌上，我的耳內很自然的唱出幾十年前台灣流行的豆花歌。

「豆花傾倒攤，一碗兩角半，豆花……」，原來的歌曲是「保衛大台灣，保衛大台灣，保衛民主復興的聖地，保衛……」。一九五〇年代的台灣，像這一類的所謂愛國歌曲，早晚都透過擴音器，在大街小巷，在學校戲院播唱，節日遊行更是少不了它。後來在白色恐怖黨派鬥爭中，該歌詞的作者，聽說被豆腐裡挑骨頭，掛帽替匪宣傳之嫌而被整了。突然之間，不再播唱了，但是，民間版本的豆花歌依然地下流行。

國民黨以暴力鎮壓台灣，巧取豪奪，嚴刑重稅，將台灣人視爲二等公民，民怨在心，無從發洩，只好在語言上藉機發揮，譬如喊萬萬歲，大家喊的是萬稅、萬萬稅，或是萬衰、萬萬衰。其實豆花歌也沒甚麼歹意，只是台灣老百姓比較不瞭解爲甚麼要唱保衛大台灣的歌，並且要天天唱，如果不是騙人就是在騙自己，而豆花歌唱起來則非常親切頑皮，它唱出人民的心聲。

同一天晚上隨朋友去聽台北市長陳水扁在洛杉磯的公開演講，好幾次受到感動，不只是他的口才好，更因他列舉的事實比較之下，深覺我是比陳市長幸運，我們在加州的州民也比台灣居民更幸運。

他出生於台南鄉下貧農家庭，並不因國民黨的土改德政而獲生活改善，經常三餐不繼，還要向駐在當地的部隊，買士兵吃剩的飯菜來打牙祭，美名爲「兵仔飯」。在學校，陳水扁大概是不會唱豆花歌的好學生，他還以能及早通過高考科舉而沾沾自喜。

其實一枝草一點露，大多數人一生只顧三頓，求生活。民生問題不能解決，甚麼改革，甚麼主義都是口號空談。現代自由民主政治的真諦是，人民的經濟利益比政黨政策優先，人民生活的實質改善是執政的首要目標。

洛杉磯有一中文電台，近日除了大張喉舌壓貶陳市長之外，幾位所謂名流政論家興奮之情，更因小馬哥黑馬競選下屆台北市長，而高潮迭起。有幾位聽眾，將小馬哥捧為中華民國存亡的王牌，甚至是中華民族救星，好像小馬哥要和江澤民競選下任甚麼的。聽起來有點真命天子的氣味，或是他們要在中文電台辦選舉似的，幾乎無視於台北市民的感受，也聽不出來那些在台灣生長的，或是在台灣住過幾十年的人，竟然不覺欠台灣一點情。

十幾年前歸化成美國公民時，我自動加入民主黨，不必介紹人，也不必宣誓，妻則加入共和黨，每逢選舉勢均力敵。美國的媒體大都遵守公平的遊戲規則，正如公投選票樣本那樣，有贊成的意見，同時也列出反對的意見，你訪問民主黨人也要訪問共和黨人，希望台灣和未來的中國也能有兩黨競爭的福氣。

一轉眼國慶日又要到了，往年觀看煙火聽軍樂演奏時，我曾想過，如果一七七六年的獨立宣言是在中國發表的，那麼現在的世界將是甚麼樣的世界？肯定的是我不會來美國，也不會重唱豆花歌了。

# 球賽

初來美國留學，寒暑假都待在研究室，密西西比大學的外籍學生顧問謝巴德博士，非常體諒我們這群來自台灣的三十來位留學生，特地讓我們二十幾位男生住進舊的女生宿舍，有廚房可炊煮，地下室還擺一張乒乓球桌。課餘別無消遣，大家猛練球，高手之中有位周榮生唸工學院大學部，球技出神入化，他二十一球可以對打四、五個高手，妙的是他還會模仿每一人打球的姿態。他們幾位有時組隊赴鄰校比賽，為了提倡運動健身，學生會決議舉辦乒乓球賽，一時激起練球熱潮。

比賽分甲乙兩組，甲組者左右開弓，勇猛如虎，乙組者略識球路及所有女將。我興致勃勃自然被列入乙組隊。當時剛學會反拍，躍躍欲試，可能是小學時常到鄰居家玩乒乓球，有點賽場經驗，竟讓我連克四場，進入冠亞軍決賽。對方是女將曾是校運選手，打來不弱，第一局我氣勢如虹，贏了，第二局對方改變球路，軍師屢獻妙計攻我弱點，結果在平手後，我輸了，第三局前半我又恢復信心，觀眾歡呼以爲我冠軍在望，沒想到下半場對方急起直追，香汗淋漓，不知道是我體力不支還是有點不忍心出重手，對方來球我不是觸網就是球出桌，旁邊開始有人叫喊老鄭故意放水，我曾努力扳回兩三球，結局是敗在對方手下，勇奪亞軍。比賽的最高潮是由乙組冠軍女將挑戰甲組第三名梁政吉兄，觀眾呼喊聲差點震跨宿舍大樓。

後來我把獎杯寄回家，擺在客廳著實讓親友驚奇。有一次返鄉，喜打乒乓的姐姐還問是不是別人搬家不要，你去撿到的。好像常參加比賽，獎杯如山的五哥反而被視爲得獎是理所當然。我只參加第一次，就有獎，Lucky? Yes! 上星期日十月二十五日在阿罕布拉公園網球場，軟式網球賽，我竟然又沾光拿到亞軍，讓我兒子聽了笑破肚皮，確實我是沾到國手的光。

當台美軟式網球俱樂部幾位成員幾次邀我參加練球時，我不知道怎樣拒絕，就拿著硬式球拍去練習幾次，重溫兒時舊夢。有一次追球不濟，膝蓋跌傷，停了兩三個月沒去，後來聽說十月要辦第一次公開賽，我就隔幾天到附近公園手球場，面壁練球二十分鐘再去上班，果然球技有點進步，萬一真的參加比賽，才不會太難看，要能贏一場，那是痴人夢話，除非天公疼愚人。

比賽事宜是由老將黃鵬發負責，從各地專程趕來的新知舊友共二十二人參加，其中有三十幾年沒見面的學長國手張政彥醫師、林增裕國手，還有國際裁判兼教練林正昌，以上幾位被列爲種子球員，由其他的人抽籤去配對，我很幸運抽到和林增裕一組，他捷如蛟龍忽前忽後，常令對方接不到球，都是我在輸球，卻也過關斬將進入決賽。由於平時沒有較激烈的運動，我早已氣喘如牛，更糟的是決賽時還沒上場，雙腿都已抽筋，雖經教練按摩塗止痛膏，還是跑不動，球來無力招架，終於稱臣。冠軍是年紀六十開外的謝慶雲和年富力壯的林進二，希望我能持之以恆，勤加練球，任何運動都有益身心的。

# 居安思危

## ——談聖嬰氣象

從一九九七年八月開始，加州電視台就開始談 El Nino「The〔Christ〕Child」聖嬰氣象，還由州長親自主持防災會報，撥一筆錢給各縣市趕緊預防冬季的大雨水。九月十月的南加州天天晴空萬里，又乾又熱，氣象報導員再三解釋聖嬰氣象時，越談越覺空談，恨不得傾盆大雨趕快來，好來佐證 El Nino 的真相。大多數居民還是不求甚解，有的等不及就開玩笑，叫它 El Nonesense 胡鬧，或把它當笑料談。

十二月五日聖嬰開始降臨加州了，從衛星錄影看來，一小股亞熱帶氣流，從西南方捲向加州海岸，估計會給各縣市帶來二至七吋的雨水。美國西南部原是乾旱沙漠地區，雨水就是代表生命，一場及時雨可以值得數千萬美元，不僅滋潤植物農作物，也預防火災。我昨晚大概早點睡，天未光就被難得的「芭蕉夜雨」雨滴聲叫醒了，有點鄉愁。

台灣島的「西北雨」降雨量是名列世界前茅的，新住民散文家何凡先生親歷其境，寫一篇短文記其盛況，他說台灣人叫下雨做「落河」，最能描述西北雨之兇猛。台灣的「西北雨」陣雨短者一分鐘，長者數小時。尤其颱風帶來的雨水，可以稱「聖爺」而無愧，比加州的聖嬰要壯觀多了。加州的聖嬰稀稀疏疏實在不夠看，家裡稍微淹點水，就引來電視記者的關心注目，美國人真好命。

聖嬰氣象主要是赤道南北附近無風，造成南太平洋海面溫度提高。平常赤道附近，如秘魯北部的海面，有微微的向西吹的風，會將海底冷的有營養的海水對流上來，可以吸引大批魚蝦。聖嬰時期，這種西向的所謂貿易風停止了，東太平洋即印尼附近溫暖的海水，阻擋了靠南美洲太平洋的海水對流，導致海面溫度跟著提高，漁獲量會突然減少。通常短暫的發生在聖誕節前後，所以秘魯、厄瓜多爾的人稱之爲聖嬰。

最早記錄聖嬰氣象是一七二六年，最明顯的一次是一九八二至八三年，前後長達一年，造成南太平洋海面溫度特別高，產生許多熱帶氣流及颱風，那時期南加州的雨水特別豐富，水災頻頻。到底是先停止海水對流，致海面溫度升高，而使西向的貿易風減弱，還是反過來，現在還未研究出來。像今年夏天開始印尼各處的火燒山，也是與附近海面溫度上升，氣候比往常乾燥有關。有些科學家懷疑巨大的火山爆發與聖嬰氣象有關。

東南亞的金融風暴是否與聖嬰氣象也有關連，不得而知，確定的是半年後，也就是今年十一月，狠狠的震撼一下美國股票市場。印尼的火燒山一路燒，東南亞各國的股市及幣值一路跌，跟颱風的路線一樣，吹向香港、台灣、日本、韓國和中國，所到之處幣值跟著跌。這個世界太奇妙了。

加州和台灣一樣，地處太平洋地震帶上，日日居危思危，有的加州人覺得只有地震不夠刺激，不夠危險，故意將房屋蓋在海水可以沖到的岸邊，或半懸在山腰上，一遇暴風雨，身處好萊塢電影外景，不上鏡頭也不行。有的台灣人覺得地動風災水災不夠驚險，偏偏要統一要三通。

# 台灣蛇毒傳奇㈠

二十年前的一個夏日夜晚，我和一位年輕的朋友，去拜訪杜聰明教授，他親自接待，在他台北住家的二樓圖書室閒談，他是我多位大學老師的老師，所以我應該叫他師公，但是他比較喜歡杜教授這個頭銜。

他的藏書可能有數千冊是善本書，主要收集中國醫藥及金石文字兩大類。他的社交活動也可分兩大類，其一是致詞，其二是贈字，由於在台灣沒有幾個人看懂他寫出來的詩句或對聯，所以把它當做抽象畫掛在客廳，我盼望有人能將杜教授在金石文字方面業餘的成就整理出來。

「杜教授一年前我在美國看到台灣報紙，刊登杜聰明逝世的消息，讓我嚇一跳，今天看起來，你還很康健。」

「是啊，我每早都去游泳，大概是我出國旅遊，找不到我，記者就聽信謠言哀禱一番，已經是第三次了，你看，這是朋友寄來的剪報，我趕緊發表一篇旅美遊記，讓大家安心。」

「我本來寫了一則名人軼事，投稿中文版讀者文摘，編輯真小心，要你同意才敢登，你要不要看一下。」

「等我過身你再去寫，講些你做那方面的研究吧。」他知道我是做天然藥物的研究。

杜教授著作等身，退休後依然寫作不停，他的字就跟他身材一樣，瘦瘦的，長壽型，一九八六年，九四歲，杜教授過身去了，他的一生充滿戲劇性的傳奇。現在我書桌上有一本楊玉齡、羅時成著的『台灣蛇毒傳奇』，非常生動完美的記錄杜教授的學術生涯。天下文化選「蛇毒」做爲第一本台灣本土科學人文叢書的主題，我認爲這個題目選得非常好。

「蛇毒研究在台灣有很好的傳統，從杜聰明先生開始，一路傳承下來，其中有很多人的努力，而且也培養出很多人才，這些都是很有意義的事情。

另外，李鎭源先生的蛇毒研究工作也是台灣生命科學裡，第一位受到國際真正肯定的。一九九五年底，我在李鎭源教授八十歲誕辰祝壽會上也曾經舉例談到，……」以上是李遠哲先生替『台灣蛇毒傳奇』序文的開頭。

李鎭源教授八十歲生日的演講會，我也趕熱鬧到台大醫學院的講堂旁聽，台灣人的菁英有一半在會場上。那次回台三星期，特別返鄉嘉義市爲了「世紀之選戰」蕭萬長對蔡同榮的立委選舉投一票，又參加北醫藥學系第二屆畢業三十周年同學會，同學還替我安排四場「美國藥局狀況」的演講。

一九六二年到一九六四年，北醫藥學系的生理學、生物化學和藥理學的師資全部禮聘台大醫學院的教授。生理學有彭明聰、方懷時，生化學有董大成、黃伯超、徐千田，藥理學是李鎭源、歐陽兆和、張傳炯等，都是一時之選，現在才知道，由於研究經費短缺，教授薪水微薄，所以這些研究教授教過醫科後，還要兼教藥學系，實在是耽誤他們寶貴的時間，他們也要把握出國研修的機會，雖然在上課期間，很少提起他們研究的內容，(一九六三，張傳炯和李鎭源發表利用電泳法，分離出雨傘蛇毒的三種神經毒素)但是無形中影響日後多位藥學系畢業生從事學術研究，目前在台灣曾做蛇毒及分子生物方面研究的蕭水銀、陳義雄，何純郎、蔡明正、張文章、鄧哲明、邱式鴻、黃慧貞、黃德富、郭耀文及林琬琬等多位博士教授，都是藥學系出身，這一點足夠讓杜教授安慰吧。戰後他以藥理學主任教授的崇高身份，接任台大醫學院長，極力爭取藥學系和牙醫學系的成立。

# 台灣蛇毒傳奇(二)

台灣的毒蛇主要有七種，毒液以含出血性毒爲主的有百步蛇、龜殼花、赤尾鮐。以含神經毒爲主的，是眼鏡蛇和雨傘節，以及毒液兼具神經毒及出血性毒的鎖鏈蛇。

一九二二年杜聰明升任台北醫專藥理學教授並榮獲京都大學博士學位，一九二五年底總督府派他赴歐美留學考察二年四個月，加上他在日本苦學的七年，讓他的學術研究有世界觀及國際水準。一九三三年初他指導的第一位弟子邱賢添就以「台灣產響尾蛇類蛇毒之毒物學研究」系列三篇報告，榮獲京都大學博士學位。

一九三六年杜教授升任台北帝大醫學部藥理學教授，當時手下已有二十幾位研究員，每年出產二十幾篇論文，研究主題深具本土性，分三大類，即蛇毒、鴉片和中藥，不僅有能力自己頒發博士學位，而且於一九三九年杜教授擔任日本藥理學會會長，日本藥理學會第十三屆大會也在台北帝大藥理學教室主持下召開。在大會中杜會長的特別演講題目是「台灣產毒蛇的毒物學研究」。

杜聰明享譽世界的是鴉片癮者的研究及戒毒更生，他首創的毒癮尿液篩檢法，直到現在還被全世界採用。十五年間有一萬七千人在台大藥理學科主持的「更生院」完成戒毒，堪稱台灣歷史奇蹟之一。

戰後，台大藥理學科實際上交由李鎮源教授主持，並發揚光大，彭明聰轉任生理學教授，仍繼續蛇毒研究，隨後張傳烱加入藥理學科，專攻神經毒，歐陽兆和則專攻出血性毒。隨杜教授南下高雄醫學院主持生化學科的楊振忠則專長蛇毒的蛋白質化學結構。台大化學系的羅銅壁、王光燦也在李卓浩栽培下，專長蛋白質化學。以上諸位大師享譽國際，都以蛇毒的研究成果榮獲中央研究院院士。

杜聰明當年選擇本土性的蛇毒做為研究題材，實在目光遠大，七十年來台灣蛇毒的研究歷久彌新，匯成一股生命科學的研究潮流，除了蛇毒蛋白的分離純化，作用機理，以及化學結構的證明之外，第二代大師還旁及神經藥理、老化研究、激素化學、免疫化學、動植物毒素、天然物分析化學、海蛇蛇毒（杜祖健）等。

第三代則兼攻細胞膜受體，重金屬毒理學、物理生化學、生殖生化學、虎頭蜂的生化藥理，神經藥理、分子內分泌學、核酸化學、血液學、天然藥物、基因工程、分子生物學、病毒學、蝦血成分及凝血機制，中藥等各樹一幟。

一九五〇年代出生的第四代也是利用蛇毒現有豐富的材料，表現他們學術的成就、研究凝血機轉、遺傳工程、核磁共振、分子模擬、生物物理、細胞生物學、神經分子學等等所謂尖端生物科學。都發表在國際著名的期刊。

一九九〇年以後發表的較重要的三十篇論文，百分之百都是在台灣完成，不需要與國外合作了。

誠如作者所言「蛇毒研究的香火歷經殖民、戰爭與赤貧而不衰，終於一九七〇年初登上國際舞台。對台灣而言，蛇毒研究具有不可抹滅的歷史意義，它是一株從貧地裡不屈不撓長出的奇葩，它創造了一則屬於台灣的科學傳奇，一則以「人」為中心的典範。

# 美國之寶—富蘭克林

初次拿到美國新紙幣百元大鈔時，覺得怪怪的，尤其當中那個富蘭克林七十八歲時的肖像，頭太大了，美國財政部紙幣設計人是希望全世界每一個人都知道富蘭克林是誰嗎？還是借著富蘭克林的智慧，讓人尊敬先賢？我看其他紙幣的肖像大都是當過美國總統的人，而富蘭克林只是獨立宣言和憲法的起草人之一，並不曾當過總統。

巧的是在一七二九年的費城，開印刷店的富蘭克林曾印一本不署名的小冊子，題爲「紙幣的性質與需要」，促議會通過增印紙幣以應市面流通之需，後來他獲得設計及承印紙幣的業務，使印刷店業務蒸蒸日上，當時他還不滿二十四歲。

富蘭克林的事蹟值得稱頌的很多，可以從他寫的自傳找到，在這裡我約略提幾件讓讀者參考。他十歲輟學，在家幫父親做蠟燭及肥皂，雖然學校教育只有兩年，但是他生性喜愛讀書，所以十二歲時，就請求父親讓他跟九位哥哥其中之一開印刷店的，去當學徒。

《素食》當學徒是沒工資，只供三餐，十六歲時，他偶然看到一本 Tryon 寫的一本素食譜，覺得很有道理，就向哥哥請求，只要給伙食費的一半錢，他就可以自炊，結果富蘭克林開始不吃肉，每天煮蔬菜五穀，麵包再加牛奶，還可以省一半的錢去買書讀。以後，雖然有時也隨緣吃點葷，大部分日子他都盡量素食，也勸朋友爲了健康和省錢的理由試素食，他譜了四十種菜請煮飯的婦人照做，有的年輕朋友試了一兩個月就思魚肉，受不了，富蘭克林卻吃得很舒服。

《喝水》十八歲時富蘭克林受當時費城英國督辦的鼓勵，向另外一位哥哥借一筆錢，找一位鄰居好友同行，預備去倫敦購買印刷設備，回費城開業，但是在候船的那幾個月當中，喜愛喝酒的好友，不斷向他借錢去賭和買酒，把旅費花掉一大半，害得富蘭克林到倫敦之後，就得去印刷店打工。

倫敦的工人工作口渴時就喝啤酒，富蘭克林只喝水，但是力氣比旁人大，而且他注意鍛鍊身體，學會不同姿勢游泳。他深知縱酒之害，常幫朋友戒酒。年輕的他，從勤勞儉樸中學會了節制與決斷。

《自由信仰》出身於英國宗教改革的家庭，富蘭克林十五歲時就開始懷疑聖經以及許多教派的教義。成家立業後，他偶爾也去聆聽名嘴牧師的講道，但是大多數的禮拜日上午他寧可找一本好書，在家裡靜靜的讀。他對自己道德的約束遠勝於宗教的戒律。富蘭克林的品德是修來的，但是他並不求十全十美，寧願自己是一把「有斑點的斧頭」，認為有善心的人，必得在身上留下一些缺點，讓他朋友有指摘的餘地。

《書友會》當時書本全部來自歐洲，得之不易，愛讀書的富蘭克林經常向有錢買書的人借來看，也因此認識不少終身益友。大約一七二七年，他們七、八個組成一個叫 Junto 的書友會，每星期五晚上座談，為了避免無意義的爭論，訂定一些規則，由會長切實執行。

可能就是台僑在南加州行之有年的「生活座談會」的老祖宗。富蘭克林嘗試要求每一個人把藏書集中一處，方便書友們閱讀參考，不到一年因乏人管理而作罷。

數年後，他創辦「訂閱圖書館」，起先參加者五十人，每年大家出錢買書，聘專人管理，不到幾年圖書館即傳遍各州，提升民智，對美國獨立運動及建國有極大幫助。

《李察曆書》富蘭克林二十六歲時，開始編印一本教人勤勞節儉、如何以正當方法致富的書，文字簡潔有趣，並在空白處填以他自創的格言，頗受歡迎，每年銷售一萬本，幾乎人手一冊。二十五年之後他把累積的格言集爲一冊，歡迎轉載，不多時在英國及歐洲也翻印流行，將資本主義的精神帶進每一家庭，譬如「衣食足而知榮辱」，富蘭克林寫成：It is hard for an empty sack to stand，肚子空空的痲袋是站不直的；多嘴招災：Tongue double, brings trouble：欲速則不達：Haste makes waste：勤勞爲幸運之母：Diligence is the mother of good luck：驕傲增高，財富降低：As pride increases, fortune declines。這本 Poor Richard's Almanack 的曆書，不僅帶給他財富，也使富蘭克林成為歐美家喻戶曉的人物。

《報紙》他想以報紙做為另一種教育人民的工具，常轉載好文章，他謹慎地排除一切利用報紙來攻擊個人的行為，避免「他們以為報紙是出租的馬車，出了錢就有權利叫它走那條路。」他認為私人的（包括黨派的）爭吵充塞全篇，對讀者不公道，報紙應該提供讀者有用的、趣味的內容。富蘭克林也體會到如果報紙毫不慎重的印上對鄰邦政府無禮的非難，甚至以此對待我們最好的盟國，會招致最有害的結果。

在爭取獨立建國的過程中，富蘭克林手握輿論利器，卻有這種大智慧來管理他的報紙，二百五十年後的華文報紙似乎極少能體會富蘭克林的經驗之談。

《公共事業》富蘭克林除了經營印刷店、發行報紙外，還兼議會秘書、郵政局長，四十二歲時就把業務鼎盛的印刷店交給伙伴去經營，他開始關心社會及公共事業，他想把費城建設成適宜人民居住的城市。

一七四三年他創議開設學院，費城大學的前身於一七四九年開學。他建議夜間巡邏，每家徵稅以財富為比例。他成立救火會，剛開始三十人，每月集會一次宣導防火及救火的技術，不久其他各城市隨即仿效。

一七四四年他成立美洲第一個哲學會。他仔細觀察清潔街道最有效的方法，他改良倫敦圓形煤油街燈，使它明亮易清理。一七五一年，他協助一位醫生朋友建造費城第一所舒適而且漂亮的公立醫院。

《發明》富蘭克林可稱是北美洲殖民地第一位令歐洲學術界驚訝的發明家，他數十種發明都不申請專利，讓全人類都可享受。

一七四二年他發明一種使室內溫暖又節省燃料的火爐，還寫了一本小冊子，題爲「新發明的賓夕維尼亞火爐的說明」，詳細解說這種火爐的構造及優點，兩百年後，歐美各地還繼續使用。

富蘭克林搖椅（弧形的底）及雙焦距眼鏡，到目前還廣爲使用。一七四六年他開始模仿歐洲的電氣實驗，公開在朋友面前展示，並鼓勵一位聰明的鄰居青年攜帶各式儀器，到每一都市即席表演（主要是靜電現象）。一七五一年四月他的論文「電的觀測及試驗」在倫敦發表，隔一年在費城他用風箏從雲中引電光。一七五三年十一月英國皇家學會頒獎給富蘭克林。

《獨立建國》約一七四五年時富蘭克林認爲英國與法國及西班牙之間的戰爭，可能會危及日益繁榮的費城，所以他印了一本「明顯的事實」向居民宣揚防衛之必要，隨後大家推舉他發起組織大會，擬定草案。開會當天收集一千二百名志願書，不久各鄉鎮也加入，共計萬人以上簽名，大家捐款購買軍械，自編隊伍，每星期執槍操練一次。另外他建議發行彩票，以築炮台及購買炮車之用。所以，一七七六年的美國獨立宣言在費城簽署，是有理由的。

一七五七年他代表議會駐守英國，一七六三年並兼代表其他州的議會，他也訪問歐洲其他國家，所到之處，頗受歡迎。獨立戰爭開始不久，一七七六年十月富蘭克林與其他兩位代表航渡法國，簽定貿易及軍事聯盟，奠定獨立戰爭勝利的基礎，隨後，他則長期定居巴黎市郊。

一七八一年六月與傑佛遜、亞當斯等人向英國協商和平條約，兩年後在巴黎簽字。

一七八五年返費城受到英雄式的歡迎，被選爲賓州上議院主席及賓州廢奴協會會長。一七八七年他八十一歲時代表賓州參加制憲大會，並在閉幕式中演講。

綜觀富蘭克林這一生，生於一七〇六年一月十七日，逝於一七九〇年四月十七日，八十四歲的生命，生逢其時，是美國之幸，美國之寶。

（後註：新年假期重讀富蘭克林自傳，是中英兩本對照，原著第一部分寫於一七七一年，是以講給他大兒子的口氣寫的，從出身寫到開業印刷店、辦報紙及結婚爲止，第二部分是一七八四年續寫的，由於當時他手邊沒詳細資料，但憑記憶，所以時間順序有點零亂，分段少，不易閱讀。中譯本是遠流出版公司唐長孺譯的，分段清楚並加上小標題。我從高中開始就以富蘭克林爲心目中的英雄，在他二百九十二歲生日之前，把他一些事蹟介紹給讀者，因爲有像他這樣偉大的人物，才使美國成爲世界上較適合人類居住的國家。）

# 黃美廉「心靈的顏色」

感恩節前經由筆友黃炎和、劉秋岳的推荐，借我一本值得細看的好書『心靈的顏色』，所以，這兩天一有空我就捧著這本印著「亂畫」的彩色封面的書，忍不釋手的翻閱著。

聽說美廉很會推銷自己的作品，除了抽象油畫之外，寫作也不例外，果然，動用了十四位海內外賢人幫她寫推荐序，她真的很懂經營，還聘用秘書助理，完全不俱重度腦性痲痺患者應有的殘缺與可憐，可以說是充分善用她的殘障，她自己知道她可以做甚麼，而且不怕挑戰不怕競爭。

第一次看美廉的畫展，大概是一九九〇年於加州州立大學洛杉磯分校美術系，沒甚麼特別印象，以爲唸完碩士，她已精疲力盡，無心再創作了。第二次是一九九八年五月，她返母校東洛杉磯學院開的回顧展，一系列的作品，實在令人感動、佩服，因爲單單要把那麼多的顏料塗在那麼大的帆布上，要費多少力氣？每一張抽象畫看起好像是「亂畫」，不知所云。但是，如果幾十張有系統的擺出來，那就有看頭了，就可顯出藝術家的個性與畫風，而且可以看出畫家新的嚐試。

由於訂價不高，幾位朋友各買一兩幅，一方面欣賞，另方面也相信美廉會更出名，作品會更值錢，部份新作都貼上非賣品，有幾幅是附在這本書內。

美廉的媽媽說，可能是接生時婦產科醫生不小心把嬰兒的頭挾壞了，生下來沒哭聲，一直等到當產婆的阿媽趕來打一針，才起死回生。結果是六歲以前全身癱瘓，四肢不協調，不會走路，甚至不能講話，幸好大腦沒受傷，不僅有思考、有記憶、有感受，而且特別靈。

所以，美廉口斜眼歪的外表只是一種障眼法，其實她心思的縝密、思路的敏捷和感情的幽默笑科，是令許多她的朋友嫉妒的。

在畫展中，美廉的許多老師和朋友都前來道賀，也有記者來採訪，有的觀眾買了精美的『寰宇之力與美』畫冊，請美廉簽字，如果有時間，慢慢寫，她可以寫出相當不錯的中英文字，她老早也學會了英文及中文的電腦打字，所以她的寫作可能會跟油畫一樣源源不斷的問世。美廉對台灣社會的影響及貢獻，是她完成博士學位回台北美術館舉行個展，並於一九九三年榮獲十大傑出青年之後才正式的、有計劃的展開，寫作是其中之一。

如果你到書局買一本『心靈的顏色』來讀，你會發覺到身體殘障的孩子，在台灣成長是如何的無奈與痛苦，由於父母親的堅持，美廉才有機會接受不大完整的兒童教育，卻也從中獲得老師的鼓勵，而立志成為畫家。對兒時的印象，美廉有生動活潑的描述，譬如在阿公的餐飲店裡，五歲的她從阿公的手裡喝了第一杯奶茶，還有她第一次入神地看畫匠在走廊上畫巨大的電影看板，將來也要畫大幅畫，早在她幼小的心靈中播種了。

到現在我還不知道的是黃美廉不會講話，她怎麼上台演講呢？她文章的簡潔有力、溫馨風趣，是如何培養出來的？

# 阿城的小說

隊長說：「你們來了，人手多，農場今年要開萬畝山地，都種上有用的樹。」說著用手一指對面的一座山，大家這時才看出那山上只有深草，樹已沒有。細細辨認，才覺出有無數細樹，層層排排種了一山，……隊長又說：「咱們站的這座山，把樹放倒，燒一把火，挖上梯田帶，再挖穴，種上有用的樹。農場的活嘛，就是幹這個。」

若要砍粗的樹倒，便要破一個三角進去。樹越粗，三角越大，要砍的這棵大樹，上刀與下刀的距離，便有一公尺半的樣子，有知青算了，若要樹倒，總要砍出一立方的木頭，而且大約要四天。

以上兩段分別摘自中國「全國文學獎」獲獎的小說家鍾阿城寫的『樹王』，是描寫一群識字的城市青年下鄉插隊，在「文化大革命」期間到偏遠山區，拼命破壞原始林的故事。所謂「前人砍樹，後人遭災」，近年中國罕見的乾旱與大洪水，大概跟三十年來大規模的砍山有關係。

甚麼是有用的樹？應該是每一種大大小小的樹都有用，例如在台灣的相思樹，樹幹易分叉彎曲，算是不成材的雜木，台灣人懂得利用它做煤炭坑裡坑道的支撐，或悶燒成木炭賣到城市去。比較珍貴的樹木都小心鋸砍，運至山下木材廠製材、建屋、做傢俱、或出口賺外匯。可惜中國土包子就是不懂感謝上天恩賜，利用森林資源，北京一道聖旨要大家種樹，就糊裡糊塗的把幾十種天然的樹林砍倒，放火燒光，然後種上一種以爲是有用的樹。

在歐美，甚至在台灣都早已嚐到造單一林相的苦果，換句話說，天然林可以適當的採伐，但是也要相當的保留，新的造林最好避免只種單一樹種，才能減少蟲害，才可保持自然界動植物的均衡生態。

『樹王』小說的主角是一位山裡生長的粗工，他雖然不懂環境保護的道理，卻知道森林裡就有食物和藥草，爲了要保留山頂那一棵最大的樹不被砍倒，他違抗命令以死諫力爭。在天子皇朝或一黨專政統治下，這種身爲中國人的悲哀，年年有而且到處都有。小說家不敢直言，只是生動的描述山野人在森林中生活的智慧，充分表露老百姓食物營養的缺乏和住家的簡陋，以及醫藥衛生的不普及。

阿城另一篇成名作『棋王』，我最深的印象是小說人物所到之處風砂灰塵遍地，蓋滿了桌椅和頭髮衣服，有水喝，有水洗澡就覺無比舒暢，一天能吃半餐一頓也可以躺在地板上睡了。可以想像在多數小城鎮沒有樹林，沒有水溝，沒有菜市場，沒有交通工具，也沒有人以當中國人爲榮。

我現在才明白，只有逃離中國的人，日久淡忘國內民生疾苦，才會開大口說生爲中國人死爲中國鬼。或是一些外國人，嚮往中國，只是他們嚮往的是東方文化，而不是願受專制統治或要搞一國兩制。

要搞好經濟，搞好一個適宜人居住的國家，不是憑口號，不是憑理論教條就可以說服人的，也許你會不得不承認你是中國人，但是你的雙腳走的方向，卻離中國越來越遠，我想你是心智正常，你是存心要活得快樂健康的人。

# 平底船

今年中秋月分外圓，除了大我二十歲的大兄及大嫂外，教小學四十八年才退休的二姊和姊夫也適時來洛城相聚。前幾天就計劃好星期日帶他們遊山玩水，目標是羚羊谷北方的紅石州立公園，再順著克恩溪到伊莎貝拉湖，經加州中央穀倉然後返聖蓋博市。行程約八百公里，預計十二小時來回。

一大早三姊的兒子范宏達已準備好六份午餐及飲料，志願來當駕駛，使我可以較專心的充當導遊，一路話山話水。十點正，我們一行六人已爬上瓦斯奇縣立公園的岩坡了，接著參觀十四號公路旁北水南調的水圳，讓生長在嘉南大圳家鄉的親長也認識加州地大物博的辛苦。

經過愛德華空軍基地，及專門賣舊飛機的莫哈比沙漠機場，不久就看到引人入勝的紅石公園。我們找到一處巨大筍狀的山岩，底下蔭涼的野餐區，藍天無雲，我們呆看類似敦煌佛窖的天然雕山，除了一再讚嘆之外，還是讚嘆，無法解說，只好用相機、錄影機來幫忙。

下午一點，我們享受了豐盛的台式便當，開始漫步，希望每一個石雕都能清楚看到六張來自美麗島的蕃薯仔面。

依依不捨離開那高聳的紅岩斷崖後，我們繼續往北，再沿溪頭往西而下，由海拔約一千五百公尺，慢慢下降到五百公尺，路旁的景觀樹林，也隨著明顯的變化，當沙漠植物被杉松白楊取代時，隱隱約約可以見到湖面的水光。我看風平浪靜，遊了山也得玩玩水，何不租一艘船來泛湖？

跟服務員談好一小時四十元，塡寫兩張類似遺囑的生命意外委託表，每一個遊客都要簽字。

這時有一位當地的青年拉一隻秋田狗，他說是西伯利亞雪橇狗，非常漂亮友善，主動向服務員說願意免費替我們駕船，真是太好了，我們就順順利利的踏上那艘可以坐滿十人的平底船，小心繫好救生衣，高高興興開始遊湖了。

掌船的說他的工作是檢查油管的接縫，從貝克斯油田到長堤煉油廠，沿管線到處走，週末回來湖邊老家。他說湖心本來有小村莊，建水壩時，遷移到北面山坡，問我要不要去看看，反正我也不知道還有甚麼可看的，就請他帶路。二姊夫正忙著錄影湖光山色，冷不防船頭風浪一潑，大家都驚叫一聲。

船是往水壩方向走，聽說上午風平浪靜，下午就形成風口，風浪加劇，我知道平底船是絕對不會沈的，因爲船下有兩排浮桶，何況，陽光高照，身上有救生衣，有熟練的掌船，再加上英勇活躍的秋田狗，頂多衣服打濕吧。沒想到這平底船的設計正好像一個畚斗，把迎起的浪頭，一斗一斗的接到船上，才幾分鐘，後面一排腳下已積了兩三寸湖水。

掌船的說要迎風浪及順風浪走，才不會左右搖擺，才不會翻船，再忍五分鐘，就可以轉九十度，順風行浪頭就不會打進來。這時候我們都已半濕了，那隻從來不曾上船的秋田狗不知是會暈船，還是被浪水嚇壞，有點緊張的躲在掌船椅子後面避風浪。順風果然少挨浪打，正要喘一口氣時，猛然船頭埋進一個大浪裡，眼看就要沈船了，引擎也停了，坐在前頭的我急忙跳起來往後退，還好下一個浪把船頭又抬上來了，但是船板已積滿半尺水，流到後邊，好像要把船尾壓沈的樣子。我只好請掌船的饒我們一命，轉回頭是岸。

回程更是大半逆風，每兩三條浪就有一條浪頭打進船上，最遭糕的是坐椅不能排水，所以好像坐在水盆裡，最保密的部位也濕透，陽光算是相當溫暖，可是迎著冷風，我開始全身發抖，兩排牙齒咯咯響，我看兄姊們都咬緊牙關，勇敢的面對每一個迎身撲來的浪水。掌船問我們上岸後有衣服可換嗎？我們那裡會想到上船還要泡水。

九十分鐘後，平底船終於靠岸了，服務員在那邊緊張的等候著，他跟掌船的朋友說怎麼開去風口那邊？太危險了，應該往東邊有山擋風才好開。可惜，忠告往往來的太遲，他好心替我們幾位勇敢生還的「鐵達尼號」乘客照一張歷史鏡頭，三部相機有一部也進水需要急診了。

一伙像逃命似的爬進箱形旅行車，幸好日頭將車內晒成烤箱，再打開熱氣，能脫的都脫了，將衣服擰乾掛起來。餘悸猶存的驅車出山谷，下午六點半左右終於接上五號高速公路。夕陽瀟灑西沉，沒有晚霞陪伴，東邊灰藍的山巒之上，一片圓月靜靜的往上升，我們輪流回憶往事，然後想起晚餐就去QQ台灣小吃吧。

## 星光燦爛

一個平常的夜晚，落日餘暉漸漸消失在海平線的白浪裡，高聳三、四百公尺城堡似的山岩，也慢慢隨著藍天的染黑，而沈睡在摩蕾亞（大溪地島對面三十五公里的海島）椰林中。漁村的商店是跟日頭一起作息的，只剩三、四家濱海公路旁的餐館等著遊客的光臨，我們各嚐了一盤麻喜麻喜或旗魚的法國式料理後，心滿意足的摸黑走回海邊的草房旅舍。

岸邊椰葉蓋的半露天酒吧聚著三、四十位歐美來的觀光客，當地的美女俊男也穿著花彩的盛裝陸陸續續加入原已熱鬧的歌唱隊，吉他、班究琴和當地自創的低音琴，伴著嘹亮熱情的歌喉，一支又一支的唱那唱不完的愛情歌曲，是訴情、是偶遇、是驚艷、是離別、是相思、是哀怨、是歡樂、是豐收、是祈求，是大溪地波利尼西亞，和我同一膚色，純樸豪放的民歌。

我買了一杯冰涼的鳳梨汁，在小沙灘邊找一隻涼椅（大概是台灣製的塑膠料的），海灣對岸稀稀落落的民家燈火，夾在前後兩支定時明滅的紅光小燈台之間，微風徐來，剛好可以把蚊蟲趕走。

令人驚訝的是棲息在椰樹上的海鳥，像燕子、像蝙蝠那樣低空高速掠過，可能是在捕捉蚊蟲吧，卻會掉下白色炸彈，正慶幸沒被擊中時，就掉一堆在我手臂上，冷冷的，沒甚麼異味，大概含有豐富的鈣質吧。

等我放鬆的躺下去，哇！滿天星光，頂頭以爲是薄雲，仔細一看是銀河，從來沒見過那麼清晰明亮的銀河，圍繞銀河的星座星雲不計其數，肉眼淸楚可見的星星幾乎上千，真是星光燦爛。我只認得獵人星座腰帶上那三粒排成一直線的星，其餘皆不識，一方面所知無幾，加上南半球的星相位置和北半球有點不同。周遭漆黑，繁星明亮，彷彿我在遨遊太空。波利尼西亞人——偉大的的航海民族，一葉扁舟，在黑夜的大洋中，星星是他們最佳指南。從草屋傳來的歌聲可能也在讚美日月，或是跟星星訴情，聽得我有點醉了。

九月初，大溪地剛舉辦過年度海峽划舟競賽，從摩蕾亞出發，有上百的單人舟划手來自世界各地參加盛會，歷年冠軍的成績約三小時上下，可抵達大溪地，視風浪大小而定。海洋是波利尼西亞人的家，也是食物和財富的主要來源，大溪地附近海域養殖的黑珍珠貝聞名全世界，提供不少工作機會。

一九九七年在摩蕾亞舉行的太平洋島嶼聯合反對法國在南太平洋再三的核爆，台灣原住民與民進黨外交顧問梅心怡曾千里迢迢組團參加。有數位人類學專家相信台灣是波利尼西亞人的原鄉。

大溪地近年來觀光事業相當發展，可惜物價昂貴，聽說是法國政府課太高的進口關稅，一家要努力工作才能維持小康的生活。最容易識別當地人的是穿拖鞋，司機也好，經理也好，甚至校園的師生大家都穿拖鞋，而且是簡單的拖鞋，除了較便宜之外，可能也比穿皮鞋較不易生香港腳。

一百年前，才華洋溢熱中旅行的畫家高更，他筆下那些健壯樸實，原始裸體的女人，在大溪地島上幾乎已消失了，現在每一個都穿衣服，都會講兩三種語言，騎摩托車，有的還會開大卡車。高更的故居已改建爲美術館，可惜只典藏十幾張小油畫和版畫，其他都是影印品。

大溪地有奇特突起的山峰，瑰麗豐富的珊瑚礁，以及變化無窮的海岸，高更似乎未曾對大溪地的大自然留下筆墨，他只是對原始幼齒的女性著迷。

南太平洋大溪地群島，彷彿就是穹蒼裡的大大小小星星，但願永遠明亮，永遠清靜。

# 我是亞太裔

九月上旬有好幾天的清晨，我坐在南太平洋大溪地的一個渡假村的小碼頭，用麵包屑或飯粒餵海中的十幾種大大小小、五顏六色的熱帶魚，風平浪靜時，可以清晰地看到五公尺深的小魚，大多數是同類相聚成群，也有一兩隻獨來獨往的，可能是海域廣闊，食物豐富，海中生物彼此相安無事，雖然也會搶食，大部分時候都你來我往，親而不狎，也不見大吃小的現象。

在等候渡輪時，兩三百人自然排成一隊，除了觀光客之外，當地的原住民，新住民（法國人和客家人）以及佔半數以上的混血族裔，腳穿拖鞋或涼鞋，都排在一起，彼此用法語或大溪地語交談。

開旅行車來接送我們的是白人司機，名叫阿伯特，他的祖父從法國移民到大溪地，他自認是土生土長的大溪地人，而不是法國人。

大溪地群島的居民是一千年前才橫渡海洋登陸的，今天的環島觀光有去他們的祖先聖地參觀，當地設有農業學校，農業相當發達，在大農場的路旁，司機特別指認出一棵叫「諾尼」的果樹，讓我拍照，近幾年「諾尼」被生意人噓吹成治病仙桃，我也喝過兩瓶，就像普通果汁。

大溪地群島二十幾萬人口中，一百三十年前受聘來墾荒開闢農場的客家人，現佔十分之一，其中一大半多少有混血，雖然不一定識得中文，客家話都會講一些，客家人在大溪地從事中小企業，在經濟上逐漸取得領導地位，像麵包廠、超級市場、黑珍珠養殖、餐飲業等等都被肯定，年輕的一代則完全地融入當地社會，見到朋友互相擁抱親臉頰，只從身材眉目可讀出具有華人的血統。

許多太平洋島嶼的原住民，包括夏威夷、大溪地、印尼、台灣和菲律賓等，都是從中國南部及中南半島航海冒險，抵達各個島嶼，在海島上他們享受自由安適的生活，避開在大陸的獨裁暴君以及各種天災猛獸。據說這些波利尼西亞人出海遠征時，船上會裝載芋頭、雞和狗等，只要有椰子樹的海島他們就可以生活下去。

大溪地已自治十幾年，還是法國的殖民地，法國政府在關稅、教育、外交及國防各方面仍然掌控，隨著觀光的開放，大溪地逐漸現代化，生活水準也提高，選美活動的活躍即是象徵之一。九月初在韓國舉行的「島嶼小姐」的選拔，第一名是來自大溪地的小姐。

一九九八年的大溪地小姐參加法國選美，榮獲第三名，並由法國選美單位推薦去參加世界小姐選拔，沒料到世姐主辦單位卻拒絕，認爲她應該代表大溪地，而不該代表法國，引起舉世注目。在政治上，大溪地人拿的是法國護照，但是，許多國際活動是以地區甚至以城市爲單位的。

據最近統計，百分之四十四的大溪地人贊成獨立，所以不久的將來，大溪地會脫離法國而獨立，也沒聽說法國要派兵或發射飛彈去鎮壓。反而台灣的獨立更爲遙遙無期，原因無他，只因台灣島離中國不夠遠。

來美國之前，我都自以爲是中國人，現在才知道自己也是太平洋島嶼的人，是要遠離中華帝國的先民的後裔，至少也是亞太裔，當我在珊瑚礁與魚群一起戲水時，我有一種返回原鄉的感覺，希望有朝一日也能坐在台灣島的岸邊呼吸清新的空氣，觀賞魚蝦悠游成群。

# 自由的可貴

近日有點期待週末的來臨，對我來講是只有一天半的時間，而可以參加的活動又那麼多，如何取捨頗費思量。不過前幾天我就已經決定好了，星期六下午去參觀台美人美術展，星期日去 Descanso 植物園。

美術展很熱鬧，約十位美術家參展，大部份是熟識的，每一幅畫我都詳細看兩三次，能有畫家在場解釋更覺榮幸。其中柯威霖博士雖然第一次見面，他很熱心的解釋他的水彩創作過程，並要我寫下觀感。

李淑櫻的抽象油畫取材自創世紀和啓示錄，聽她解釋才對作品多一點瞭解，也分享一些她創作的苦與樂。我注意到吳燕如的重彩畫用了橘紅色，這是她以往少用的，我替她高興。

觀賞半途中，有官員來致詞，實在掃興，是慶幸台灣的白色恐怖真的過去了，警備總部已撤銷，聽說監視言論的新聞局亦將廢除，即使台灣政府仍帶外來政權的色彩，比起戒嚴時期，台灣人的美術創作在近十年內成長不只一千倍。想想看，世界竟然有那麼笨那麼極權的政府，訂了國語之外，還訂國劇、國畫。意思是除了他們家的山水花鳥之外，甚麼畫都不是畫，甚麼都不行畫。

星期日約了親友到洛縣 Descanso 植物園賞花聽音樂。這個植物園的特色，除了原始橡樹林、山茶花園、日本茶室、亮麗的玫瑰花園及迷你小火車之外，最吸引我的是半山腰有一間很有人情味的美術館。

這幾天林暉怜在這兒開畫展，要在洋人的地盤開畫展賣作品不容易，沒料到暉怜十年的苦心經營，竟然在這美術館佔一席之地，兩三年前還沒見到她的影子，現在連大門口的禮品店，也擺不少她畫的花卉的複製品及賀卡。暉怜偏愛鳶尾花，頭一次畫展在聖他莫尼卡幾乎全部是花非花霧非霧，優美朦朧的鳶尾花，她敢在畫好的水彩上潑水，再用抹布去擦乾，作品竟然相當搶手，比她老師的作品賣得好。昨天在台美人美術展中看到暉怜的三幅人像水彩畫，令人刮目相看。

從美術館匆匆下山，趕赴森林音樂會，今天是當地的管弦樂團演奏，除了進行曲外，還特意包括一首南方 Dixie 爵士樂曲，一首北方 Yankee-Doodle 改編的管弦樂，古典樂曲則以幽默笑科讓聽眾歡欣鼓掌，也有一首描述英法戰役的樂曲，是天普市一位音樂老師創作的。

這個擁有五十名團員的業餘管弦樂團，樂手老中少都有，男女各半，指揮則一老一少，輪流上台解說和指揮，聽眾大約兩百人，我看到有張椅子還空著，趕快坐上去，一下子就浸浴在人間仙境。

演奏台周圍是老橡樹林，夾雜著山茶花、加州紅木、羅漢松，聽眾席除了五、六長排板凳外，臨時還加添許多折疊椅，我的後面是一排變葉木樹牆，樹牆之後還有兩排椅子，都坐滿了，後到的十幾位只好站著聽。

音響之佳比國家音樂廳還棒，我可以清楚的看到前排長笛手巧妙的手指，有些熟悉的樂曲讓我更能體會指揮的技術和風格。有時跟大家一起拍掌，一起叫好，在短短一小時的大部分時刻，我的心感動得像陽光下的巧克力糖，甜甜的、熱熱的。

美國這個國家太可愛了，讓我深深感受自由之可貴。只有身處自由的國度，藝術家、音樂家和文學家才能充分發揮天份創造不朽的作品。

# 溫帶雨林

從加州北部一直到阿拉斯加的阿留申群島，沿太平洋岸及島嶼有一大片溫帶雨林，冬天冰寒覆雪，夏天雪融暖和，全年晴天的日子少於一百天甚至五十天，也就是每年有二百五十天不是下雨就是下雪，林木茂盛，水源充沛，百年來一向以木材及紙漿出口爲主要產業。

赤道附近的熱帶雨林動植物種類繁多，一平方公里的土地可以有喬木、灌木、草本、藤本、蕨類、鳥類、昆蟲、爬蟲類等等各數百種，不僅陽光整年充足，而且恆溫恆濕，幾乎每天都有陣雨，提供了動植物共生，互榮互競的繁殖棲息之處。

溫帶雨林則常呈單一林相，尤其是松杉等針葉樹，甚少草本植物，灌木、藤本及蕨類均無，動物種類有限，冬夏日照長短分明，動植物共生，互榮互競的生物基本現象則一。

七月中旬的阿拉斯加之遊，有兩次徒步深入雨林，剛好都是晴天，雨衣備而不用。離公路停車處十公尺的林中，就感受一股清涼陰濕的氣息，視線幾乎被高大直聳的鐵杉、雲杉遮住，四周都是紅褐色粗皮樹幹，只有外圍夾雜一些秋天會落葉的白楊、樺木，小徑兩旁有懸鉤子蔓生，金紅色的漿果類似鮭魚卵聚一團，味酸甜。稍有亮光的路段是由於巨大的雲杉、鐵杉在冬天暴風雪時不支倒地，像骨牌效應，同一方向連續倒塌七、八棵大樹，讓小樹可以趁機吸收較多的陽光。

雖然無白蟻來蛀食腐木，由於潮濕，菌類菇類很快寄生於木頭，分解木質，有時一些還挺立的老樹幹也有菇類寄生。熱帶雨林的樹皮都很薄，不需加厚保護，溫帶雨林的樹皮都相當厚，即使如此，仍免不了遭受蟲害。

在安克拉治市郊外，正有一種甲蟲專門吃松樹皮而蔓延成災，數千公頃頓成焦林，來不及砍代，尚無對策。在熱帶雨林一物剋一物，甚少某一生物可以作惡多端，影響眾生物的棲息成長。

只有人類會用火燒，用電鋸毫不保留的清林清山。由於林業政策的嚴加限制砍伐，有一家數十年的紙漿廠面臨關門的抉擇，木材廠則還可維持。除了利用纜車、水流，及卡車運輸外，在阿拉斯加還用雙引擎大型直升機從空中吊起，聽說直徑二公尺，高三十公尺的大樹，不需分段，一次就可吊走。

阿拉斯加的雨林是可以適當的開採，而不影響生態，每年單是被暴風雪吹倒的大樹就不計其數，在海邊小灣常有流水材被沖上岸，古早的印地安人就利用流水材來蓋大房子、立圖騰、刻獨木舟等等。如果只是把百年木材拿去做圍牆、屋瓦、燒飯、印沒甚麼內容的報紙雜誌，那實在是暴殄天物，太浪費了，尤其是上等木頭，應該利用為精緻家具、手工藝品等。

林中也有沼澤流水，有一種叫 skunk cabbage 臭菘，長得翠綠茂盛，它的花會產生一種類似臭鼠強烈的味道，藉此吸引昆蟲來傳媒受粉。稍微空曠的沼澤可以看到鹿及鷹的形影，沼澤中也有百年松樹，卻只一人高，每一株都像天然盆景，老松之間遍佈地衣、地錢及苔類，仔細看也有不少的迷你捕蟲植物，可見夏季是蚊蟲滋生，提供鳥類吃不完（可能也吃不飽）的食物。

加州最北邊的紅木國家公園及西雅圖附近的奧林匹克國家公園，也都是典型的溫帶雨林，再隔兩百年，冰河就退縮融化了，那是地球氣候的變化，人類只有欣賞、嘆息，而無能爲力，希望到時候雨林還存在，它的命運完全操在人類的手中。

# 《死與生之一》

## 神木之死

一個多月前，打電話回台北，問候堂姐夫廖日京教授，他說台灣的電視台正實況報導阿里山神木，裂開兩半，一半已倒地，另一半危危傾立，技術人員正想辦法讓它再「活」幾年。

廖教授是樹木學專家，阿里山神木（紅檜）好像是他五、六十年的朋友，對神木的樹高、直徑、樹齡、樹種等等，如數家珍。

隔幾天我看報紙，半屛神木已被鋼索套住，由斜坡上鄰近的兩棵年壯紅檜拉著，藉此希望神木還老神在在，裂開的那一半樹基預備用鋼筋水泥來鞏固，當地居民希望不要鬧笑話，以免畫蛇添足影響觀光客對神木的印象。

其實活了四、五千年的神木在三、四十年前已經死了，不知道是那位聰明人，想出在樹幹的頂端栽植一棵小紅檜，讓人遠看以爲神木復活了，廖教授說頂著小紅檜反而加速神木的腐朽。

在獨裁的政體下，神木有種種的象徵，它可能代表日本四千年的神話，或是五千年的中華文化，好像神木在，政權就不倒，文化就永續。

樹木也跟人一樣，逃不出生死的法則，在森林裡，高大的老樹遇閃電、大風或地震容易折斷或倒塌，然後腐朽物化，留出空間讓幼苗有機會接受成長必須的陽光。神木固然偉大，仍然無法永立不朽，地心引力不分動植物，不分英明或笨實，來自塵土必歸還塵土。

如今強用鋼索把殘留的枯木掛在那邊，讓我聯想起成千上萬的病人，躺在病床，身上掛著七、八條塑膠管連接各式各樣的維生設備，隨便拔掉一條，病人的呼吸心跳就停止了，維生設備幾乎可以讓植物人多「活」數年，甚至數十年。這樣「活」著有意義嗎？將有限的醫藥資源花費在即使真的活起來，仍需要更多照顧的衰老的病人身上，有多少意義呢？

也許神木旁邊的那兩棵青壯的紅檜跟兒女一樣，非常孝順，認爲只要老爹能多活一天，爲人子孫犧牲一點何妨？助一臂之力，拉它兩百年沒問題。如果神木有知，有所選擇，它可能覺得倒下來較舒服，何必拖累年輕子孫。

在加州開業藥局，常有病人漸入末期絕境，家人固然哀傷，大多能聽從醫師的判斷，不強求應用維生系統。講給我聽，我也都勸節哀，預備喪事爲要，尤其是病人已年逾古稀，自然的躺下去，走了，何必承受無助的開刀手術，切喉插管呢？

加州紅木還剩幾十棵跟阿里山紅檜神木一樣高大，甚至更高大的巨樹，爲了保護自然生態，設立了幾處紅木州立公園及國家公園，環保人士數十年來極力阻擋伐木業的擴展，並推行植樹愛樹活動。台灣的杉木紅檜假設會飛的話，大概也很想要移民來加州吧。

如果神木也能捐出器官遺愛人間，我想不妨將尙未腐朽的木材割切成一萬個長方塊，精製成紀念品，背面印有神木雄姿的照片及說明，每塊義賣一萬台幣，匯成一億愛樹基金，讓百年後的台灣再度成爲美麗的寶島。

《死與生之二》

# 鮭魚返鄉

小時候在台灣很喜愛吃三文魚的罐頭，來到美國才知道三文魚是 Salmon 的譯音。台灣高山也產三文魚，叫台灣櫻花鉤吻鮭，是鮭（三文）魚類分布的最南限，也是冰河時期遺留的台灣魚類。

一萬年前台灣的高山尚被冰河覆蓋，這櫻花鉤吻鮭，世界上難得一見的陸封型台灣鮭魚，是台灣自然生態史的活見證。

秋天，雌鮭逆游小溪找淺灘產卵，雄鮭在旁等待，準備隨時授精。可能由於台灣山高水急，加上秋季時有颱風雨，出海的鮭魚逆流返鄉成功率太少，所以逐漸演變成地域性的淡水魚，近年雖然學者積極要保護這國寶魚，但櫻花鉤吻鮭的棲息環境卻繼續惡化，數量也逐年漸少。

太平洋北美洲的鮭魚的分布從加州往北一直到阿拉斯加，與亞洲的鮭魚，以阿留申群島爲界。鮭魚是淡水及近海魚類，甚少游離陸地一千海哩以外，小魚從河水上游一路下海，在海中經三年至六年成長後，會利用磁場的感應及記憶，或其他鮭魚的本能，返航尋淡水出海口，逆流而上，直達出生的上游河源頭，七月中旬有機會遊歷阿拉斯加，參觀首府 Juneau 珠諾的鮭魚孵殖場，對生命的死與生有親歷的印象。

十數年前，在加州首府沙加緬都附近山區，也曾參觀一處規模甚大的孵殖場，飼養一段時間後再放流入河中，過幾年約百分之一的成魚會自海中找河口，再逆流回孵殖場。珠諾的鮭魚孵殖場就位於海港旁，是當地漁會集資設立的，完全是人工的。

我們參觀時，正有數千尾三種不同的鮭魚在淡水與海水匯集處徘徊，伺機往上衝，約十公尺高度，折迴築成一百多公尺斜坡式層層關卡激流的人工水道，已有數百尾抵達最終點的水池，其中不乏頭破皮破的勇者，工人持網袋，選種分類一尾一尾撈起來，移到待產池。產卵時機到時，鮭的體型及顏色都有變化，將卵收集後，在實驗室施以人工受精，受孕率比自然界高十倍，小魚飼養一段時間，再流放人工水道而入海，隔三、五年魚群會再回來。

今年阿拉斯加鮭魚的漁獲量超出歷年記錄，甚至引起加拿大漁民的抗議。大西洋的鮭魚產卵後還可再游回海中，再上山產卵，太平洋的鮭魚產卵交配後就死了，死在故鄉的懷抱，所以鮭魚返鄉幾個月時間，不僅絕食且要避過大魚的吞食、漁民的捕殺，在溪流中又成爲大熊老鷹的爪下物，溪流如果太過湍急，或有瀑布上不了，都會壯志未酬身先死，爲甚麼會視死如歸？鮭魚返鄉的精神，是否對怕死的人類有所啓示？

「一般人誤以死亡爲一種威脅，其實死亡並不是威脅，而是一種挑戰」，問題是在：我們每一個人如何面臨此一挑戰，而維持生命的尊嚴到最後一天？這是傅偉勳教授在癌症治療期間的力作『死亡的尊嚴與生命的尊嚴』一書中提出的問題之一，鮭魚面對死亡是有備而來的，爲了傳種而付出本身的生命，而且義無反顧，直到最後一口氣。人呢？

人生的目的當然主要還是生殖養育，所謂「不孝有三，無後爲大」，除此生物的本能外，人在死亡物化之前還有甚麼需要完成的？鮭魚大概沒有想那麼多，雖然有生之年能達到傳種的機會不到百分之一，爲了群體生命的延續，而獻身肉體，在食物循環中，提供其他生物（熊、鷹、魚、人等）豐富的蛋白質，使幼鮭免受捕食，是積極的、有意義的自殺行爲。自私的人會說鮭魚太笨了。

傅偉勳的書中舉出黑澤明電影巨作『活下去』（一九五二）爲生命的啓示，主角是自知患有絕症（胃癌）的市府官員，故事的主題是他死前幾個月之間，對於生命意義的自我探索，以及通過積極的善行，促成一個全新兒童公園的自我肯定，人生肯定。

從這部電影所得到的「死亡學」教訓是：生命的存在與肯定就是充分的意義，我們生命存在的一天，就是我們必須充分生活下去的一天。只有通過積極正面的人生態度與行爲表現，才能真正完成我們人生的自我責任。

古時候台灣有「死貓掛樹頭，死狗放水流」的習俗，西藏人則有屍體餵鷹「天葬」大典，與鮭魚的獻身精神頗爲吻合。我想有一天我走了，如果醫學院不嫌棄的話，就把我殘缺的借身拿去讓學生解剖吧。

## 《死與生之三》

# 病苦

星期日下午，我們一家三人，衣著整潔，心情沉重的，到醫院探望鄰居 Kuba 先生。兩星期前像小鳥一般好好的身體，忽然腹痛得必須送急診。前幾天去看他時，肚皮鼓起，當中那條五、六十公分長的縫合線好像快要裂開的樣子，整個星期，他就在瀉肚跟氣脹之間難過。

上個月 Kuba 先生精神奕奕，向我詳述他剛買一塊六百美金愜意的安詳之地，他也很高興看到他送給我們的銀杏樹，已移植在我家前庭，他還要送我更多的花草，因爲他知道我們有較長的歲月，可以更細心的照顧，今年他已七十九歲了。躺在病床上，他說：

「我在農場長大，年輕時根本不知道生病是什麼一回事，這次醫生說是腸阻塞。十二年前第一次進醫院割膽結石，六年前割直腸腫瘤，四、五天就出院了，這次開刀後醫生說有點感染，吃那抗生素又會瀉肚，人老了，身體不行了。」

本以爲他教會的教友今天會來看他，正好遇到暑期靈修，大伙兒都去紅木公園，十天後才回來。我們聽他健談半小時，臨走前，他的兒子、媳婦及孫子從遠地來，孫子一進病房就大聲叫祖父，他微笑點頭，心裡一定很安慰吧。如果有人叫我阿公，我也將毫無遺憾，吸最後一口氣，可以走了。

不僅基督教重視森林中的靈修，佛陀也很肯定森林生活的意義，因爲它能給予身心的寧靜，有助於解脫的修行，開展智慧。最近朋友借我三本有關泰國高僧，阿姜查在森林中所見所悟的言教，如此的坦誠簡單，有別於一般繁文褥節的說教，深獲我心。阿姜查在林中悟道之前，也是頗想在衆僧中強出頭，一番作爲，有一個故事敘述他自己，如何下決心要斷除貪慾。

有一次他閉關三個月，發願絕不看女人，以堅強的意志他做到了，最後一天，很多信徒來寺裡供養衆僧，他想：「三個月來我做到了，讓我看看現在又是如何。」他抬起頭來，就在那時，一位年輕的女人正站在面前，他說就這麼一撞，像被閃電擊中了一樣！

從此，他覺悟到：無論如何抑制一個人的眼、耳、鼻、舌、身與意，如果沒有智慧去了解貪慾的實相，那麼想從中得到解脫是不可能的。

阿姜查說，我們之所以不能得到解脫，是因爲執著於貪求的慾望，我們不做惡事也不做不道德的行爲，但這樣做只表示「依戒法而行」。例如讀經時，人們希望永遠不與他們所愛的、所歡喜的事物分離，如果你仔細想想，這是很幼稚的，是那些仍然放不下的人的方法。

阿姜查又說，我們出生的那一刻就是死亡，生與死是一體的。人們面對死亡時是那麼傷心悲痛，而在出生時卻多麼歡欣與快樂，這就是無明。如果你真的要哭，最好爲出生而哭吧！我們出生，就有老、病、乃至死亡，這一切都是自然的。即使你不願捨棄，你的身子仍然會漸漸的離開，包括你明亮的雙眸，潔白的牙齒，烏金的頭髮，更何況其他你「擁有的」？

Kuba 先生對生命是非常盡責的，他不僅仔細整理庭院，而且隨時淨化自己的心。雖然他看起來像日本人，也會講會寫日語，他是在加州出生，道地的美國人，我向他學習不少美國好公民的做法。在病床上，他也一再提醒我的孩子少吃肉，粗食淡飯，多吃蔬菜。當晚我們就去 Soup Plantation「熱湯農場」排隊吃青菜沙拉了。我相信，再過幾天，Kuba 先生就可以回家，又再忙著修剪庭園，天亮時又會光著腳在水泥地上跳繩一千下。不過這回我將曉以大義，規定他八十歲的人跳繩不宜超過五百下，否則腸子又會打結。

## 《死與生之四》

# 衰　老

在二十世紀的最後這二十年，美國人花很多錢想防止衰老，小從生髮水防禿頭，果酸A酸防皺紋，胎盤素永保青春，大到拉皮整容，女性荷爾蒙延緩更年期，防止骨質疏鬆，以及無奇不有的補品，健康食品，各種氣功功夫，只要你有錢又有閒，好像七、八十歲都還不算老。究竟爲什麼人會衰老呢？

衰老的理論眾多，大略可歸納爲兩大類，首先是消耗磨損說，一部車一台機器用久了，功率自然差，性能減，零件損壞，到最後不走了，開不動了。人和動物也一樣，會動會跑，終有一天跑不動，環境的外在影響像污染、病毒、病菌、放射線以及肢體傷害等會加速體能的衰老。體內新陳代謝產生的自由基，免疫系統的失調，以及解毒排泄功能的減弱等，也是衰老的原因。

另一類說法是基因遺傳註定人的壽命，譬如說一個人要到二十歲才完全成長，以此推算壽命最多可能是一百二十歲。另一計算方法是以人體細胞分裂的次數，大約可達五十次，與其他動物相較，好好保養應該也可以活到一百二十歲。熱帶地區或營養太豐富的小孩，容易早熟，那麼也老得快。父母長壽的，子女也較有機會長壽。

以上各種說法都有道理，你可以花很多錢企圖青春永駐，也可以不必花什麼錢而保持健康，看個人的處境及想法而定。有的孩子生下來就有兩三個人伺候，走路不會跌倒（因爲隨時有人牽著），不用跑（因爲有人背著跑），不會結鞋帶，不必彎腰，吃飯有人餵，出門有車有人撐傘，手指頭從來不會被針刺到，因爲這輩子他都穿新衣，不會破不用補，白白胖胖，一直到祖奶奶，那一雙嫩手還不曾洗過衣服，洗過碗，全族慶祝他的生日，這種人不易老。

有些人生下來就是勞碌命，三餐來之不易，經常瘦瘦的，見到糖果會流口水，他也不會結鞋帶，因為都是光腳走路去上學，他的碗盤也不必洗，因為都吃得乾乾淨淨，甚至用舌頭舔過兩次。長大後省吃儉用，既要服侍父母又要照顧妻子兒女。因為怕生病付不起醫生費，所以家裡灑掃清潔，廢物利用，種青菜水果，還鼓勵全家平日健康操，周末郊遊踏青，這種人老得很健康，很快樂。

現在一般人可能都介於這兩種極端境遇之間，大體看你出生的時代和地區，也就是所謂開發或未開發而定，已開發的地區國家國民義務教育至少十二年，甚至讀大學免學費，公共衛生完善，疫苗普及，科學醫學進步，退休制度合理，這種地區的老人都不衰老。開發中的地區像台灣，義務教育九年（孩子不得不早熟），公共衛生及公共建設不佳（易生病，易受傷），科學醫學沒基礎（人民易迷信，江湖大師是權威）福利及退休，無或不公平（生活緊張，爭權奪利）這種地區的老人活得很擔心，中年人則未老先衰。

十六、七年前幫我看店的黎先生，雖有四個已當醫師的孩子，卻沒有人關心老爸的健康，其中一個告訴他不要隨便去看醫師，美國醫師知道你有老人醫藥卡，會替你安排一些不需要的診查及手術，開一大堆處方藥，未免矯往過正，可惜他帶的假牙是講話都會咯咯響的便宜貨，三個月來拿一次糖尿藥，血糖也沒控制好，還抽煙，五、六年來他老得很快。都是命，二十歲的孩子覺得五十歲的父母老了，十三歲的娃娃也覺得十九歲的男生有點老。其實我們一生下來，就一年一年的老，看開一點，好好享受年紀大的好處吧。我如果有私願，是希望早一天達到六十五歲，退休後有更多的時間過閒暇又充實的生活。

## 《死與生之五》

# 安樂死

壽終正寢是每一個人所希望，也是很自然的一件事，近二十年來醫學越來越發達，變成許多人求生不得，求死也不得，因此才有安樂死的提倡。死並不是恐懼的事，就和生一樣，死是生命的最後一頁，生活要有品質有尊嚴，死亡也可以有品質，有死亡的尊嚴。

近三十年來世界人口增加一倍，並非嬰兒出生率倍增，而是嬰兒死亡率下降及人口老化，三十年前人類平均壽命不到六十歲，現在則提高到七十幾歲，還一直邁向長壽。人口越來越集中於都市，病重時救護車急送醫院，十之八九命是救回來了，但是往往變成身不由己，如果神志不清還有可能在維生設備保養下「延年益壽」數年，甚至十數年。

一個癱瘓的人，在家裡家人是無法照顧的，一定要請一個全職的看護。假設癱瘓的人，病情穩定，只是需餵食（可能是接胃管），換尿布，清洗，很可能退休的老伴加上半職的家庭護理也可勉強應付。如果送進療養院，看醫療需要輕重，費用最少是每個月美金一千元，最高需三千元，一般工作家庭付不起，就轉嫁成政府的負擔。如果住醫院長期病房，費用更高。

我的雙親病逝時皆年逾九十，我偶爾返鄉探望，看到已退休的大兄、二兄那麼認真的看顧中風的母親，我帶回一箱紙尿布，大家勤於學習怎樣使用，這種老人照顧老人的現象，也算是經濟奇蹟之一吧，逝世前一星期，在醫院呈彌留狀態，本應順其自然在兒孫守侍下歸天，不幸皆在醫師強救之下，切喉插管，接上維生系統，以心肺機多推延陽壽數日，實在不幸也不仁。

醫師強救是可以避免日後家屬的追究，家屬在加護病房看到親人毫無生機的依賴七、八條管線躺著，也瞭解回天乏術，認了。其實還有另外一個選擇，就是病人在意識還清醒時，聲明並授權給醫院，拒絕使用維生系統。例如，美國前總統尼克森，就如此明智的選擇，在全國電視媒體注目報導下，他很平靜、很安詳、很有尊嚴的過完生命最後的一天，這件事是值得效法、值得尊敬的。

授權書有點類似遺囑，除了家人、證人之外最好有律師或公證人簽字，指定的內容大略有下列幾項，是否同意使用：

一、強力止痛劑，有可能影響神志甚至縮短生命。

二、輸入其他人的血液。

三、小手術或視內鏡檢查。

四、化學治療或放射線治療。
五、大手術或血液透析（洗腎）。
六、人工呼吸器。
七、心肺急救及心肺機的連接。

同時也註明是否捐出器官或捐贈遺體，提供教學或研究用。

醫院應該設立安息室，末期病人有單獨的房間，可以讓親友及所屬信仰的宗教，如佛教的助唸、基督教的祈禱等，協助病人安詳無痛苦、無恐懼的度過餘日。死亡是可以預期，可以等待，也值得安慰，值得安排的。

國家圖書館出版品預行編目資料

醫藥與生活／鄭炳全著　－初版－臺北市，大展，民 89

面；21 公分－（健康天地；97）

ISBN 957-557-990-9（平裝）

1. 醫學—通俗作品　2. 藥理學—通俗作品
3. 健康法

410　　89001572

# 醫藥與生活（三）

ISBN 957-557-990-9

著　　者／鄭　炳　全
社　　長／蔡　森　明
出 版 者／大展出版社有限公司
社　　址／台北市北投區（石牌）致遠一路 2 段 12 巷 1 號
電　　話／(02) 28236031・28236033
傳　　真／(02) 28272069
郵政劃撥／01669551
承 印 者／高星印刷品行
裝　　訂／日新裝訂所
排 版 者／千兵企業有限公司

初版 1 刷／2000 年（民 89 年） 3 月

定　價／200 元

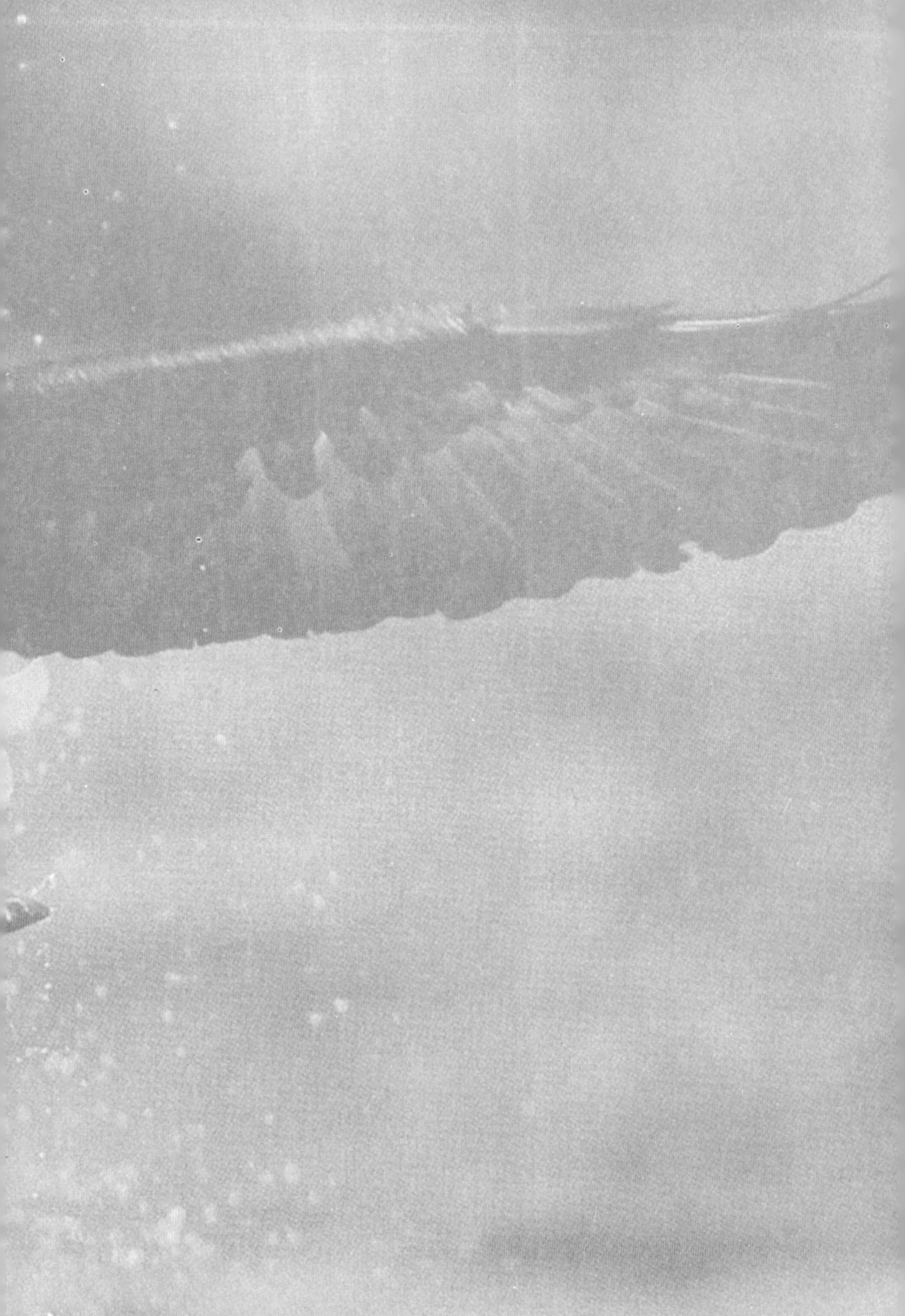

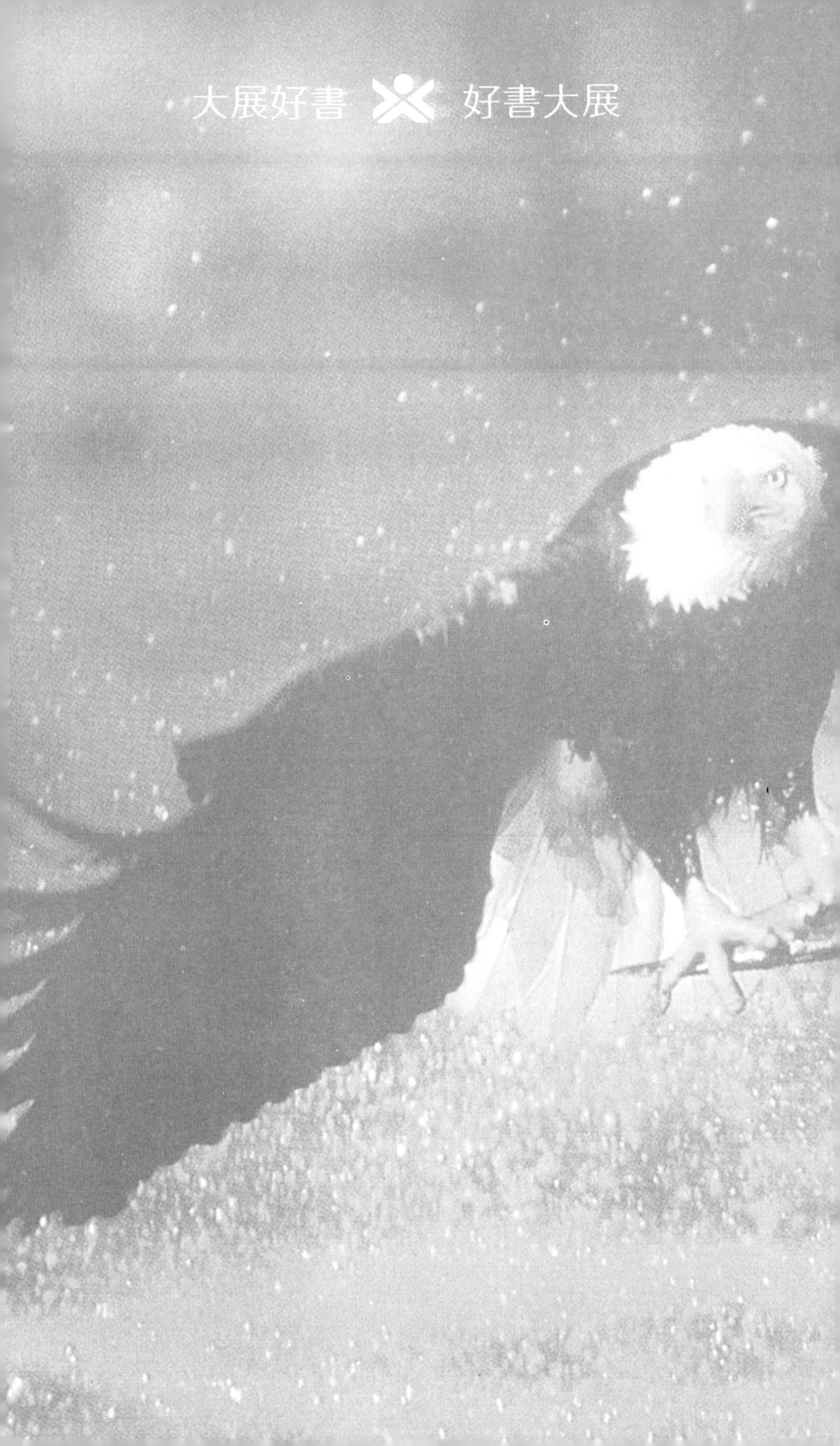
大展好書 好書大展